中华文化百科丛书 · 中医
zhonghua wenhua baike congshu

千年本草

中国大百科全书出版社

图书在版编目（CIP）数据

千年本草／《中华文化百科丛书》编委会编著．—北京：中国大百科全书出版社，2013.3
（中华文化百科丛书）
ISBN 978-7-5000-9123-3

Ⅰ．①千… Ⅱ．①中… Ⅲ．①中医学－普及读物
Ⅳ．① R2-49

中国版本图书馆 CIP 数据核字（2013）第 030166 号

丛书责编：　胡春玲
责任编辑：　孙　迪
技术编辑：　尤国宏　　贾跃荣
责任印制：　邹景峰　　李宝丰

中国大百科全书出版社出版发行
（北京阜成门北大街 17 号　邮政编码：100037　电话：010-88390790）
http：//www.ecph.com.cn
新华书店经销
三河市兴国印务有限公司印刷
开本：720×1020 1/16 印张：8 字数：80 千字
2013 年 4 月第 1 版 2018 年 11 月第 6 次印刷
ISBN 978-7-5000-9123-3
定价：28.00 元

《中华文化百科丛书》编委会

主　编：龚　莉
编　委：（按姓氏笔画顺序）
　　　　李玉莲　张宝军　陈　光　罗二虎
　　　　赵　焱　胡春玲　郭继艳　韩知更
　　　　蒋丽君　滕振微

《千年本草》
本书编著：刘　轩

前　言

　　中国是一个拥有五千年悠久历史的东方文明古国，在漫漫历史长河中，智慧的人们创造出了令人惊叹的文明、独具特色的中华文化。中华文化在长远的历史中不断沉淀、凝聚、升华，历久弥香，散发出独特的魅力。

　　《中华文化百科丛书》所选主题均经过精心甄选，呈现中华文化的精髓。丛书分 10 册：《思辨之光》是古代智慧的先哲们思想碰撞的火花；《九州方圆》是巍巍山岚渺渺河川华夏大地的浩大图卷；《神州记忆》是知古鉴今的故国记忆；《文物宝藏》是封存的历史遗迹宝藏的探寻；《民族风情》是中国共生同荣的各民族风采展现；《天工开物》是令人叹为观止的中国古代科技成就；《飞扬文字》是诗意文人们用生命写就的多彩华章；《艺术殿堂》是中国古代人们对美的不懈追求；《千年本草》

是中国神秘独特中医文化的诠释；《中华美食》是基于传统文化的舌尖上美食的诱惑。

本套丛书的根基是蕴藏着巨大知识宝藏的中国大百科全书资源库。这是丛书拥有精良品质的重要基础。我们请各学科的专家学者和资深编辑将这座知识宝藏中的"珍宝"挖掘出来，针对读者的需求，进行"擦拭""打磨"，并为内容选配了相当数量富有历史价值和欣赏价值的图片，达到图片和文字互为阐释的效果，形成主题突出、知识准确、文字简练、图文并茂的文化读本，以期让读者在轻松、愉悦的阅读中欣赏中华文化，领略其中魅力，获取其中营养。

本套丛书所展现的内容，虽然在浩渺的中华文明中只能算是吉光片羽，但我们希望这次尝试能够得到读者的认可，从而激励我们以更好更美的方式将更多的知识宝藏奉献给大家。

《中华文化百科丛书》编委会

2013 年 2 月 1 日

| 目录 |

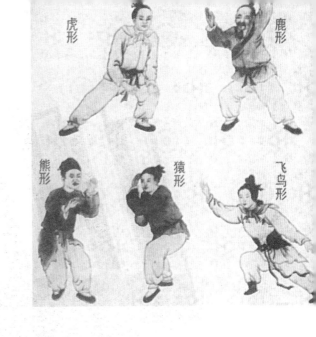

一　概述

1. 中医的命名

　　中医是指富有中国文化特色的传统医学，是研究人体生理、病理及疾病的诊断和防治的一门学科。中医之所以被称为中医，实际上是相对于西医而言的。在西方医学传入中国之前，中医并未被正式命名为中医，而是有很多不同的称谓，如岐黄、杏林、悬壶等，这些别称的背后都有着各自的由来。岐黄源自著名的中医经典著作《黄帝内经》，因该书以黄帝和岐伯讨论医学问题的

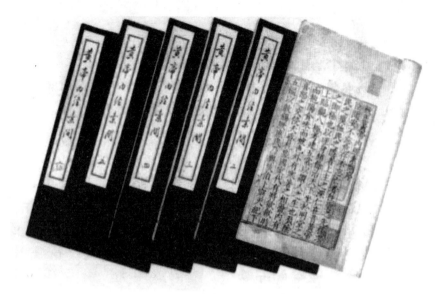

◇《黄帝内经·素问》（明刊本）

形式阐释了中医学的基本内容，故后世多称中医学为岐黄之术，进而将岐黄作为中医的代称。杏林源自三国时期的一位名医董奉，传说他医术高明，救治了许多人，然而他从不收任何报酬，经他治愈的病人为了答谢他，便在他家附近栽种杏树，久而久之，此地便形成了一片杏林，从此杏林便成了医学的象征，而"杏林春满"则成了对医生的最高褒奖。悬壶源自《后汉书·方术列传》的一段记载：有一天，一个名叫费长房的人看见一老者在街市上行医卖药，治病灵验，并随身悬挂一壶（葫芦），晚上结束治病后便跳入壶中，原来这个老者为一个下凡到人间的神仙，于是费长房设法拜老者为师，曾随老者入壶中仙境，并学得医术，后来老者返回天宫后，费长房也悬壶为人看病，从此后人便称中医看病为悬壶济世。

后来有的医生走街串巷行医时常腰悬葫芦，或在诊所门前高挂葫芦，还有些中药店以葫芦作为标记，皆出自这个故事。至晚清以后，西医逐渐传入中国，为了区别中医与西医这两个完全不同的医学体系，则出现了"中医"与"西医"的称谓。也有称传统医学为"国医"者，以区别于传入的西医。而此前，国医本是御医、太医的别称。国医也泛指国内名医。

关于中医从业者，即中医医生，也有着不少别称。如古代按照各专科将医生称为食医、疾医、金疮医、疡医等。宋代以后，南方习惯称医生为郎中，北方则称医生为大夫。郎中原是秦代设立的官名，是皇帝的侍从官员，历朝均有沿用。相传宋朝年间有一位郎中叫陈亚，他为人诙谐风趣，又爱好文字游戏。他曾以中药名写诗百首，

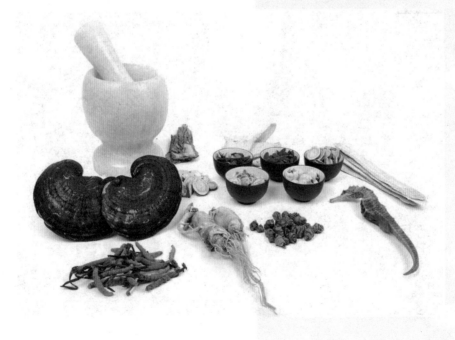

被人称为药诗。据说他不仅熟谙药名，而且还精通医术，因而，学医者便以读陈亚写的药诗为乐事，郎中也逐渐成为了中医师的代称，那些走巷行医的江湖医生则被称为走方郎中，也名游方医。大夫（此处"大"读dà）原本也是古代的官名，宋朝时加强了医事管理，改进了体制，设医官衔为大夫（此处"大"读dài，以区别于大夫的职衔），从此人们尊称行医的人为大夫。此外，人们还称在中药店里为患者诊脉看病的中医大夫为坐堂医。坐堂医之称源于汉代名医张仲景。相传张仲景在任长沙太守时，每月的初一和十五都在长沙大堂坐堂行医，分文不取。为了纪念张仲景崇高的医德和高超的医术，后人便把坐在药店内治病的医生统称为坐堂医，而这些医生也把自己开设的药店取名为"××堂药店"，这就是

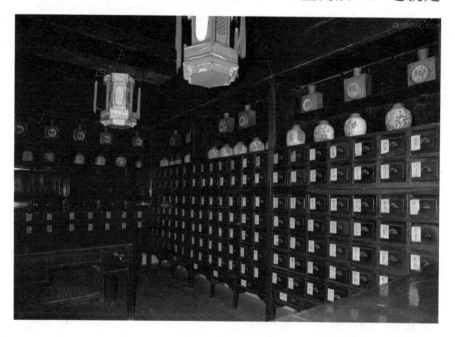

中医药店都称为"堂"的来历。现在，中医从业医师和西医的称谓相同，都称医生或大夫，即使是在中药店行医的医生也不再被称为坐堂医了。

因为中医一般特指以汉族劳动人民创造的传统医学为主的医学，所以也称其为"汉医"；中国其他传统医学如藏医、蒙医、苗医等则被称为民族医学。

日本的汉方医学、韩国的韩医学、朝鲜的高丽医学、越南的东医学等都是以中医为基础发展起来的。在世界医疗体系中，中医学被划归替代医学的范畴。

中医的英文翻译最常用的是Traditional Chinese Medicine，简称TCM。近年来有学者认为，中医发展至今天，不应再强调其传统医学的属性，因此应将上述译名中的Traditional去除，统一命名为Chinese Medicine，因此一些英文教科书已规范了其译名。尽管如此，TCM仍被世界各地的文献及书籍广泛使用。

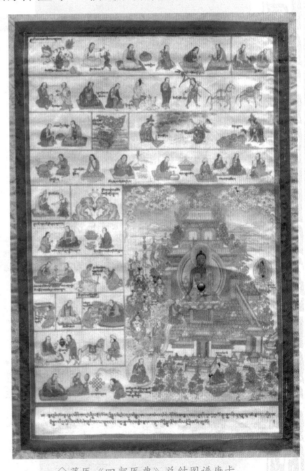

◇藏医《四部医典》总结图谱唐卡

5

2. 中医的传统文化特色

中医具有独特的魅力，其蕴涵的哲学思想使中医凝聚了中华民族文化的灵魂。

所谓文化，中国古代的《周易》中定义为"观乎天文，以察时变；观乎人文，以化成天下"；而西欧的文化一

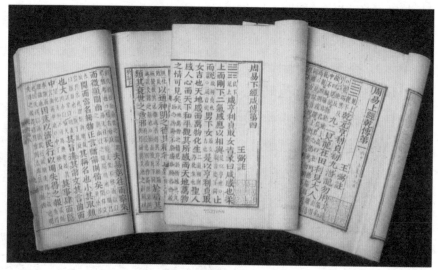

◇《周易》清刊本

词源于拉丁语，本义为土地的耕作。可见，一种文化与其自身所依托的社会背景和自然环境是紧密相连的。在古老的东方土地上诞生的中医，作为研究人类生命过程以及同疾病做斗争的一门科学，本身就是一种文化形态，与中国的人文地理环境及主导的传统文化有着相互依生的关系。

通过剖析孕育中医的自然环境与人文背景，我们不

难发现，中国古代的农耕文化对于中医的影响巨大，注重实践、顺应自然等特点在中医体系中都有充分体现。构成中国社会生活文化系统的方方面面如哲学、宗教、科学技术、伦理、艺术、民俗等，无一不对中医的形成与发展施与了深刻影响。透过中医的基础理论与认知方法，我们会看到中国古代哲学中的天人合一学说、阴阳学说、五行学说、精气学说等是中医理论的基石；而司外揣内、取象比类等思想方法，是中医实现用上述理论认识人体与疾病的手段。中医的中国传统文化特色曾经是一些人诟病中医的"武器"，认为是中医不科学的重要依据，然而这也正是中医的魅力所在，是中医能够幸存并得以发展的内在力量。

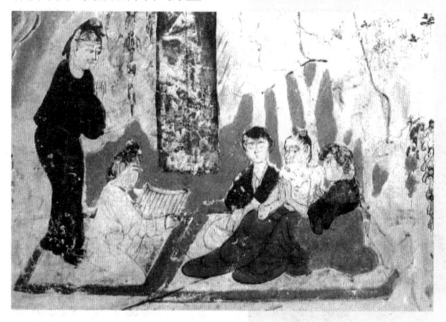

◇ 中医医疗壁画（敦煌莫高窟第3窟南壁 唐）

7

3. 中医的科学属性

虽然中医与西医研究的对象都是人的生理、病理，都是以预防和治疗人体疾病为目的，但是由于中医与西医的理论体系和治疗手段不同，研究方法也不同，所以长期以来，深信只有西医这种能够在显微镜下见到病原体的医学才是科学的人，对中医的科学性不断提出质疑，认为中医是"玄学"，是不可重复、无法证实的"伪科学"。

对"中医是科学的"这个命题的正、反方之争从西医传入中国起就没有停止过。中医在艰难的环境中，一方面为自身的生存与发展积极抗争，另一方面也不可避免地受到不同思想的影响，出现了20世纪20年代的"中西医汇通派"和30年代的"中医科学化"思潮。此后，西医全面进入中国并逐渐成为了主流医学。新中国成立以后，50年代起在政府支持下陆续成立了各地的中医药院校，使得中医药的临床、教学和科研更具规模化、规范化，中医与西医并行发展，后来还形成了中西医结合的学科。但2006年

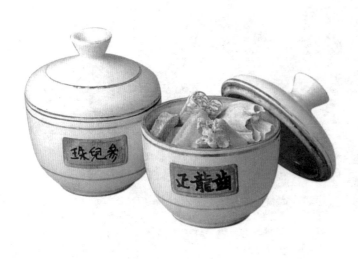

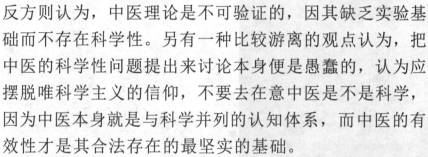

网络上的一次关于中医是否科学的讨论，又一次将这个问题重新摆在了桌面上，而且由于持反方意见者有科学院院士，使得这场争论显得格外引人注目。

有人认为，中医治病有效，便足以证明中医是科学的，也是数千年来中医能够存在并且得以发展的理由；反方则认为，中医理论是不可验证的，因其缺乏实验基础而不存在科学性。另有一种比较游离的观点认为，把中医的科学性问题提出来讨论本身便是愚蠢的，认为应摆脱唯科学主义的信仰，不要去在意中医是不是科学，因为中医本身就是与科学并列的认知体系，而中医的有效性才是其合法存在的最坚实的基础。

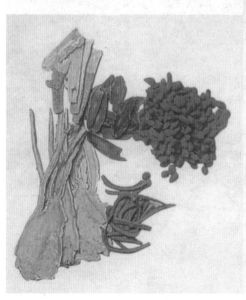

尽管用现代科学或西医学手段无法对中医理论进行验证，如人们至今无法使经络变成看得见、摸得着的物质形态展现在大家面前，人们也无法真正对中医各种"证"进行准确的定位、定量研究，人们也很难把一个中药复方的所有有效成分检测并提

炼出来用于同一种病名的患者身上，但这并不能说明中医就是不科学的，也不能说明人们永远不能用科学手段解释中医理论。中医学作为研究人体生理、病理和疾病治疗、预防的一个学科，不仅与西医一样具有科学属性，而且历久弥新——在西医发展受到其原有体系的制约之后，其对于医学模式和对人体生理病理的认识上又重新回归了一些中医的理念。

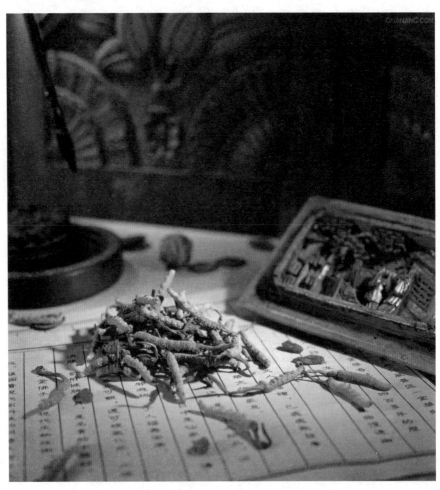

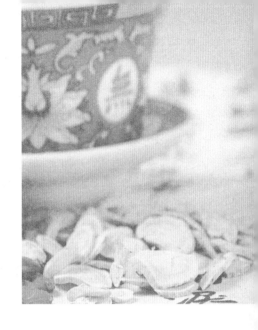

二 中国传统医学印象

1. 中医的主要学术内容

中医的内容博大精深，一个优秀的中医大夫需要用一生的时间细细品味中医，使自己对医理越来越吃得透，使自己的医技越来越过得硬。正因为如此，在老百姓的心目中，看中医总是希望能找到达到炉火纯青境界的"老中医"。

概括而言，中医的主要学术内容为：中医基础理论与临床（含针灸推拿）、中药方剂知识与运用、中医药养生保健知识与技能。

具体来说，中医基础理论包括对生命、健康和疾病的基本认识，如阴阳五行学说；对正常人体的认识，如藏象学说（包括肝、心、脾、肺、肾五脏和胆、胃、大肠、小肠、膀胱、三焦六腑及脑、髓、骨、脉、胆、女子胞奇恒之腑）、气血津液及经络学说（十二经脉和奇经八脉）等；对病因病机的认识，如外感六淫（风、寒、暑、湿、燥、火）及内伤七情（喜、怒、忧、思、悲、恐、惊）

六淫的性质、致病特点及临床表现

六淫	性质及致病特点	临床表现
风	属阳邪，四季均有。能升能散，常为其他病邪伤人之先导，并兼挟他邪为患，伤人后发病急，病变快，病位游移不定	头痛，发热汗出，恶风
寒	属阴邪，易伤人阳气，性凝滞收引，使气血运行不畅或阻滞，筋脉运动不利	发热怕冷，头身疼痛，或脘腹冷痛泻泄等
暑	属阳邪，独发于夏季，性炎热，易耗津液伤正气，并多与湿邪挟杂	高热，口渴，面赤，心烦，脉洪大
湿	属阴邪，与水同类。其性重浊、黏滞，易阻遏体内阳气的运行	恶寒发热，汗出热不退，头重，胸闷，腰酸肢体困重
燥	属阴邪，多发于秋季，易伤津液与肺阴	目、口、鼻、唇干燥，干咳少痰，胸痛
火	属阳邪，易耗气伤津，易动风和引起出血与疮疡	发热，目赤红肿，便秘，尿赤，疮疡等

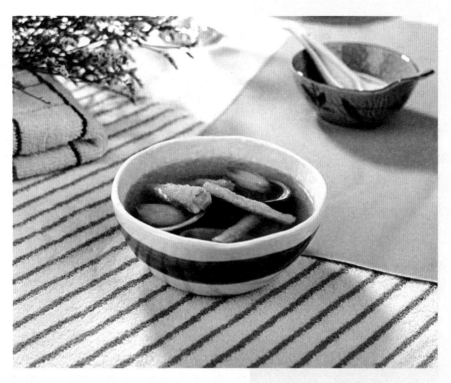

致病，以及正邪相争、阴阳失调、气机失常的病机学说。中医临床知识与技能包括在中医理论指导下的望、闻、问、切四诊和八纲辨证、卫气营血辨证及六经辨证等诊疗疾病的技能，以及对临床各科疾病的认识与治疗经验，包括运用针灸和推拿的方法治疗各科疾病的知识和技能。中药方剂知识与运用包括关于数千种天然药物的知识和运用经验，以及用这些药物根据一定的配伍原则组成的数万首方剂。中医药养生保健知识与技能包括"治未病"的理念和养生保健知识，以及吐纳、导引、太极拳、食疗、药膳等祛病延年的技能。此外，针灸、推拿除了其治疗疾病的作用以外，也能起到养生保健作用。

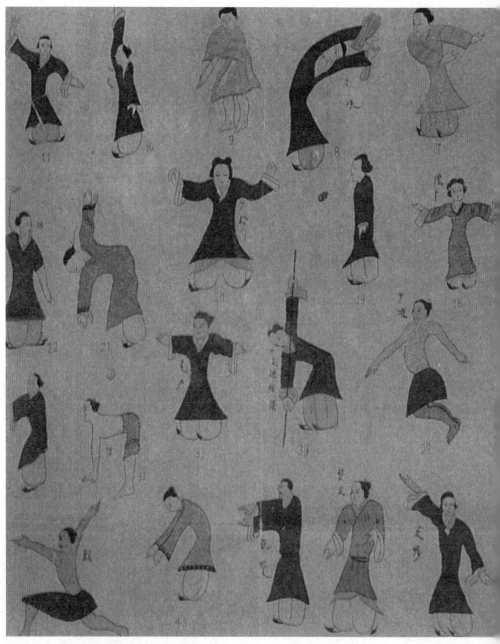

◇西汉导引图

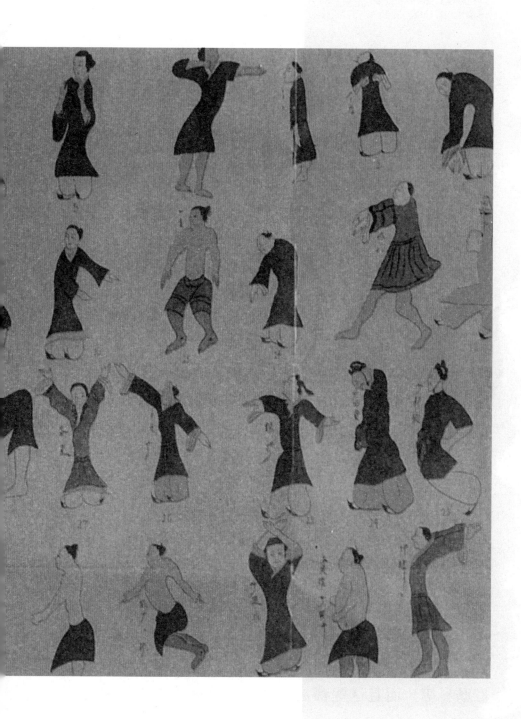

2. 中医临床各科特色

中医的学科划分在中国医学发展史上有一个演变过程，这里仅谈谈现在一般的临床学科划分。很多人都有过看中医、吃中药的经验，但有相当一部分人只是到综合医院的中医科看病，他们认为一个合格的中医大夫应该不分内外妇儿，可以"包治百病"。实际上，目前在中医专科医院也划分各个临床学科，以达到"术业有专攻"的疗效。常见的临床分科除中医的内、外、妇、儿科以外，还有中医骨伤科、中医皮肤科、中医眼科及五官科、针灸推拿科、中医急诊科及中医肿瘤科等。此外，有些医院还开设了一些特色门诊，如中医心理科、中医营养科、中医美容（减肥）科等，在养生保健、延年益寿、治疗神经精神疾病等方面发挥自己的特色与优势，为患者解除痛苦。现选择几个中医特色突出的临床学科进行简要介绍如下：

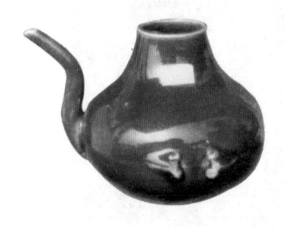

◇明代洗眼壶（用于治疗眼病）

中医外科：除诊治西医普外科中感染类的疾病之外，中医外科还涵盖周围血管病科、乳腺科、泌尿科、肛肠科等，而且这些都是中医极具特色的临床科室。对于上述疾病，中医外科的优势和特色就在于外治法，即运用药物和手术或配合一定的器械等，直接作用于病人体表或病变部位以达到治疗目的的一种治疗方法。中医外科的外治法见效快、创伤小，配合内服中药以辨证论治，常可收到很好的治疗效果。例如应用肛肠科手术方法治疗混合痔，使患者痛苦小、风险小、术后出血并发症发生概率低；应用中医乳腺科的挂线方法治疗浆细胞性乳腺炎深部瘘管，使患者避免遭受较大范围的清创手术之苦，并能较好地保持乳房外形。

中医骨伤科：是防治骨关节及其周围筋肉损伤与疾病的学科，又称"接骨""正体""正骨""伤科"等。中医骨伤科的一些传统疗法如正骨疗法治疗骨折、关节脱臼等骨伤疾病，因不用开刀、痛苦小、花钱少而深受广大患者的欢迎，其中"小夹板外固定术"为中国首创的治疗技术，其后被许多国家效仿。

针灸推拿科：针灸推拿科是中医独有的临床科室，针灸是针法和灸法的合称。针法是把毫针按一定穴位刺入患者体内，运用捻转与提插等针刺手法来治疗疾病；灸法是把燃烧着的艾绒按一定穴位熏灼皮肤，利用热的刺激治疗疾病。推拿是指用手在人体上按经络、穴位用推、拿、提、捏、揉等手法治疗疾病。针灸推拿是最早传播到世界各国的中医疗法，因其简便快捷、效果突出而深受广大患者的喜爱。在治疗疼痛性疾病如头痛、腰腿痛等方面，针灸推拿疗法具有极大优势。1958年中国成功实施首例针刺麻醉（针麻）手术，针灸疗法在此后的20

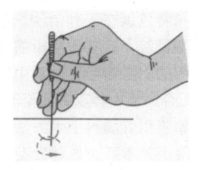

1. 捻转法

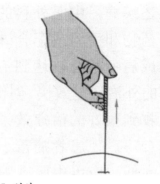

5. 刮法

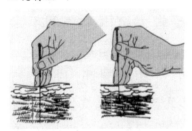

2. 提插法

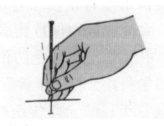

6. 摇法

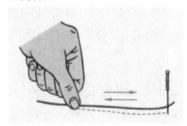

3. 循法

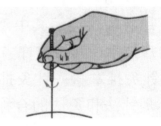

7. 搓法

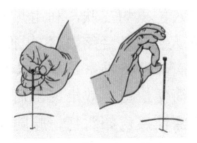

4. 弹法

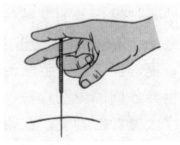

8. 飞法

◇中医针灸法

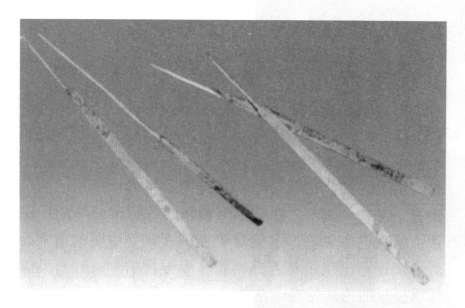

◇河北满城刘胜墓出土的汉代针灸金针

年间形成了风靡世界的"针灸热"，有力地促进了针刺镇痛原理的研究，进而推动人们深入探究经络的本质。

中医肿瘤科：是近二十年来逐渐发展起来的临床学科，对于术后的肿瘤患者进行包括放射治疗、化学药物治疗和中医药治疗等综合治疗。由于中药可以扶正祛邪，提高人体免疫力，对肿瘤具有直接的治疗作用，而且对于放、化疗具有一定的减毒增效作用，所以一些肿瘤患者通过中医药治疗延长了生命，提高了生活质量。

目前，中国已形成完善的中医药医疗网，大约在40%的乡村卫生所、70%的乡镇卫生院、90%的城镇社区卫生服务中心和100%的城市大医院，患者均可以享受到中医药服务，而且在中医的各级医疗机构就诊均被基本医疗保险覆盖。因此，中医在治疗各类常见病、多发病方面，与西医一道，已成为中国卫生工作中重要的、不可替代的力量。

3. 中医教育与科研

中医教育在过去的千百年来一直是以师承授受的形式为主进行的，也就是师傅带徒弟，指导弟子从小熟读经方，老师一对一、手把手亲授，传递原汁原味的中医诊治疾病的本领。为了满足更多的人学习中医的需求，后来又逐渐出现了私人办学和官办学校的学校教育，但师承授受的形式始终无法被学校教育所替代。直至1956年，新中国政府批准在北京、上海、成都、广州成立了4所中医药高等院校，此后全国大部分省市也相继成立了自己的中医学院（其中一部分院校现已更名为中医药

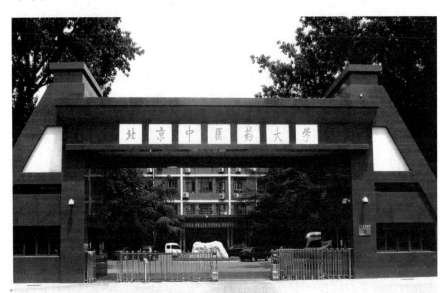

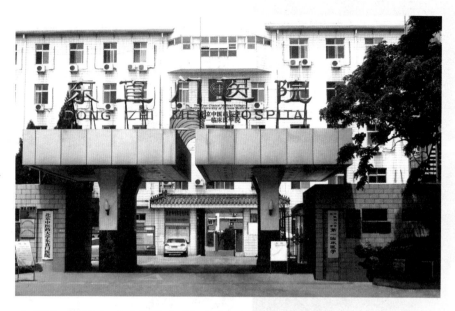

大学），现在全国共有独立的中医药高等院校二十多所。自此，中国的中医药教育实现了从传统的师承授受为主转变为学校教育为主，中医药人才培养形成了规模化、标准化、制度化的现代教育体系。1978年，中医教育开始招收研究生，并实施学士、硕士、博士学位制，近年来在一些中医药高等院校和科研机构中还设立了博士后流动站。多年来，这些中医药院校不仅为中国培养了大批的中医药专门人才，而且为世界各国培养了大批留学生，他们中有的接受了正规的中医药学历教育，获得了各级中医药学位，返回自己的国家后作为中医师执业；也有的原本是西医医生，在接受培训后回国在诊所中开设了中医针灸推拿或中医药治疗的新业务。因此，在一些较大的教学医院，常常可以看到一些外国医生，身穿白大衣，认真地听着中国老师的英文讲解，或在老师的

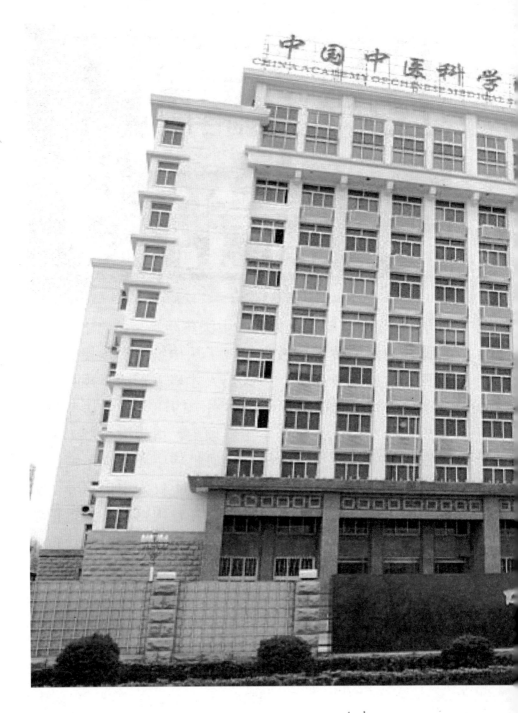

指导下为患者进行针灸治疗。多年来，在中国接受中医药学历教育的留学生一直占各学科之首位，而那些已经毕业的留学生作为中外民间友好的使者和中医药的传播与实践者，活跃在世界各地，为无数患者解除了病痛。

1955 年，国家成立了中国中医研究院，现更名为中国中医科学院。各省市也都设有中医研究机构。同时各中医药院校和大学的附属医院也是中医药研究工作的主体。每年国家投入大量的科研经费，支持中医药的理论研究及临床防治疾病的研究。国内中医药各学科都设有专业学会，制定行业标准，进行学术交流。国际上也成立了若干中医药学会，在全球范围内开展学术交流与合作，很好地促进了中医药研究工作的开展及研究成果的普及推广。中医药学术著作和刊物大量出版。在对医史、古籍文献的发掘、整理方面，以现代科学方法进行中医理论、中药和临床研究方面等，均取得了有价值的成果，其中有些优秀科研成果转化为产品，临床应用取得了较好疗效。

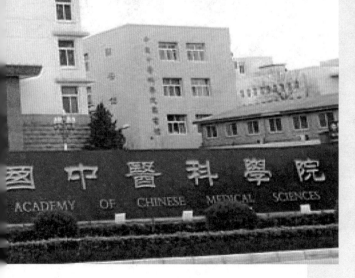

4. 历代名医、医著大荟萃

　　谈到历史上著名的医家，人们可能首先会想到华佗，因其曾为曹操做侍医但最终又被曹操杀害，人们对他传奇人生的了解多于对他医学成就的了解。谈到经典医著，人们肯定首先会想到李时珍的《本草纲目》，而实际上，和《本草纲目》一样具有重大学术价值的医药学巨著还有很多。我们在这里除了介绍华佗的故事和《本草纲目》之外，还要介绍一些历史上同样具有重要地位的医家的故事、经典医著及一些代表性的事件，帮助读者了解中医的基本知识。

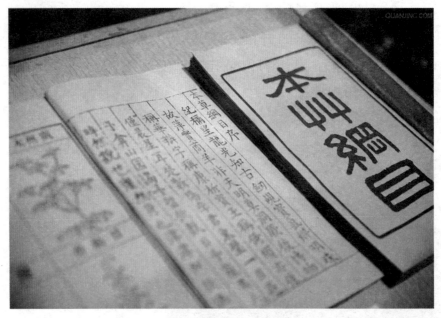

◇《本草纲目》书影

(1) 传说中的中国医药创始者——伏羲、神农和黄帝

伏羲、神农和黄帝是传说中的中华民族始祖。关于中医药的起源，有一个代表性观点是"医源于圣人"，也就是说，是上述圣人创造了中医药。包括《神农本草经》《黄帝内经》《岐伯针经》等中医药经典著作都是托名于神农、黄帝及其他圣人等人物写就并流传下来的。

伏羲所处的时期约为旧石器时代中晚期或新石器时代早期。相传伏羲人首蛇身，与其妹女娲成婚，生儿育女，成为人类始祖，被奉为"三皇之首"，地位十分显赫。伏羲根据天地间阴阳变化之理，创制了八卦，即以八种简单

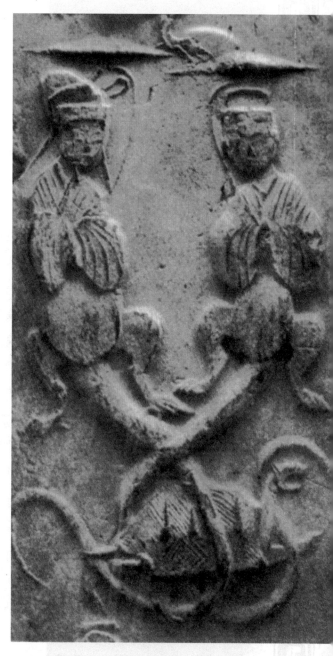

◇东汉女娲、伏羲画像砖

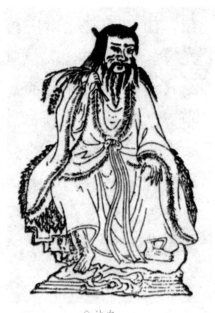

◇神农

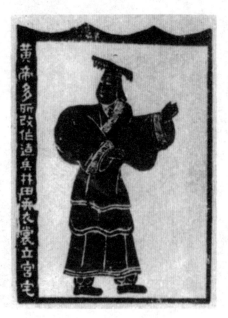

◇黄帝

却寓意深刻的符号来概括天地之间的万事万物，分别为乾、坤、坎、离、震、艮、巽和兑。伏羲还创造了九针，即九种针具的总称，分别为镵针、圆针、锓针、锋针、铍针、圆利针、毫针、长针和大针。因伏羲创造了八卦和九针，使其被医界尊奉为医药学、针灸学之始祖。

神农是继伏羲之后又一个中华民族的传奇人物。传说神农几乎是全身透明的，五脏六腑皆可见，连吃进去的东西都看得见。因其尝百草、种五谷而得名神农，是传说中的医药和农业的发明者。相传在当时，人们尚不能分辨各种植物，不知道哪些是粮食、哪些是药物，因此老百姓经常要忍饥挨饿，生了病也无药可医。神农决定遍尝百草，解决百姓的疾苦。于是，神农白天攀缘上山尝百草，晚上燃起篝火作记录，一直尝了七七四十九天，尝出了五谷让百姓种植以充饥，尝出了365种草药写成了《神农本草经》以给百姓治病。

黄帝，又名轩辕，相传轩辕黄帝是其母亲见到一道电光环绕的北斗枢星坠落感应而孕，怀胎24个月后生下的。传说他生下来后没几天便能讲话，异常神灵，不久便继承王位。因其以土德称王，土色为黄，故称作黄帝。在各种神话传说故事中，黄帝的本领最大、发明最多，如车、船、锅、镜子、弩等，还创造了文字，并创制了乐律。黄帝与岐伯讨论病理，写就了著名的《黄帝内经》，这是他对中医学的巨大贡献。

上述圣人是否真的在历史上存在过，是否真的与中医药的起源有直接关系，学术界有不同的看法。至少，我们可以将他们视为中华民族历史上杰出人物的代表，在中医学的起源与发展中发挥了重要作用。

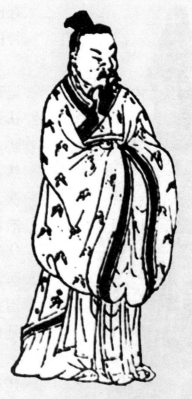

◇岐伯

（2）望而知生死的神医——扁鹊

扁鹊（公元前407～前310），姓秦，名越人，战国时期的名医，是中国历史上第一个有正式传记的医学家。《史记·扁鹊仓公列传》对其生平事迹有详细的记载，《战国策》《韩非子》等古书也有片断记载。扁鹊创造了望、闻、问、切的诊断方法，奠定了中医临床诊断和治疗方法的基础。他精通内、外、妇、儿各科，遍游各地，

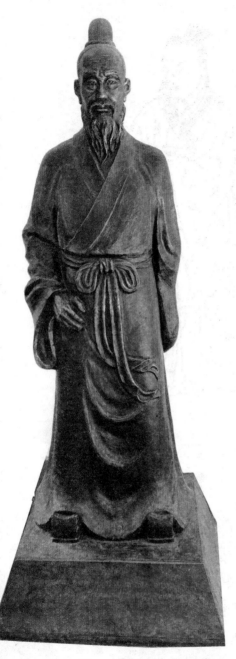

◇扁鹊雕像

行医民间，名扬天下，被世人敬为神医。

扁鹊的望诊出神入化。据《史记》记载，扁鹊曾为蔡桓公望诊，认为他有病，并告诉他病变尚在肌肤，应及早治疗，但蔡桓公不以为然。此后扁鹊每隔5天为他望诊一次，多次提醒他疾病正在发展，不治将深，但蔡桓公就是不听，坚持认为自己没病。最终因为拒绝及早医治，致使疾病深入骨髓，失去了治疗时机，蔡桓公抱病而亡。这就是成语"讳疾忌医"的由来。

扁鹊的医术令人折服。《史记》还记载了这样一个故事，一次扁鹊路过虢国，听说虢太子暴死，详细了解了病情之后，扁鹊判断出太子还没有死，而是患了"尸厥"症，即一种突然昏倒不省人事的假死。于是扁鹊命弟子用针刺治疗，又做了药力能入体五分的熨药，虢太子很快就苏醒过来，数日之后虢太子完全恢复了健康。这就是成语"起死回生"的由来。

可见扁鹊的医术确实十分高

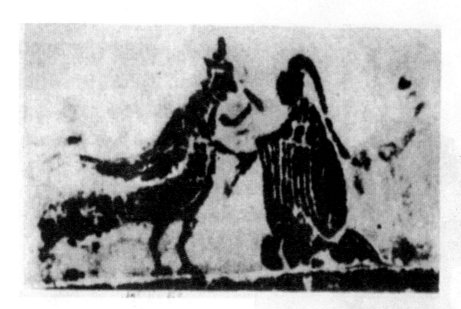

◇扁鹊（汉代石刻）

超。然而，也正是这个原因，使得秦国太医令妒火中烧，派人将扁鹊刺死。

（3）刮骨疗毒的外科学鼻祖——华佗

华佗（145？～约208），字元化，是东汉末年一位杰出的医学家，对中医药的发展贡献巨大，在《后汉书》及《三国志》中均有关于华佗的记载。华佗深得人们的推崇与热爱，后人赞誉医生时常常赠与写有"华佗再世""元化重生"的锦旗。

华佗精通临床各科，尤以外科著称，被后世称为外科学鼻祖。早在一千八百多年以前，华佗就应用中药"麻沸散"成功地进行全身麻醉，为患者实施腹部手术。三国时的关羽中了毒箭之后，也是华佗为其刮骨疗毒，保住了关公的胳膊。华佗发明的全身麻醉剂麻沸散，不仅

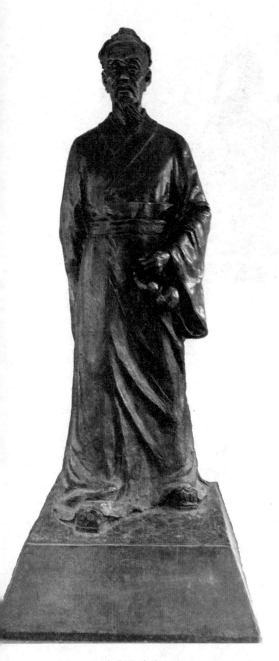

◇华佗雕像

是中国医药史上的首创，在世界麻醉学和外科手术史上也占有重要地位。

华佗的另一个重大贡献就是发明了五禽戏。五禽戏是一套使全身肌肉和关节都能得到舒展的健身体操，其动作为模仿虎的扑动前肢、鹿的伸转头颈、熊的伏倒站起、猿的脚尖纵跳、鸟的展翅飞翔，使头、身、腰、四肢及关节都能得到活动，可起到宁心神、增体力、调气血、益脏腑、通经络、活筋骨等作用。华佗的五禽戏开创了中国保健体育的先河。

华佗曾把自己丰富的医疗经验整理成一部医学著作，名曰《青囊经》，可惜没能流传下来。相传他被曹操投入狱中后，将《青囊经》赠与了善待他的狱卒，但后来狱卒的妻子将此书焚烧了一大半，因而失传。现存的华佗《中藏经》乃宋人托其名而作，但其中可能有部分系当时留存下来的华佗著作的内容。

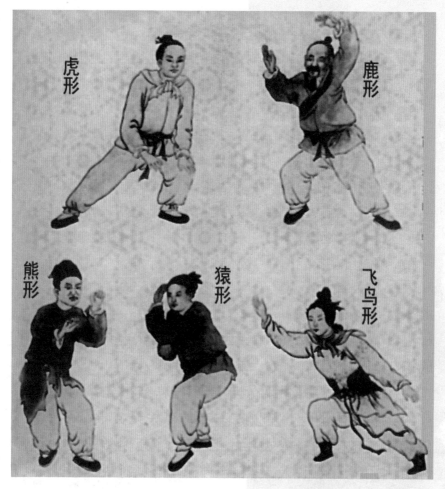

◇华佗五禽戏

（4）中医学之"圣经"——《黄帝内经》

《黄帝内经》与《伤寒论》《金匮要略》《温病条辨》一起并称为中医的四大经典著作。《黄帝内经》是中国现存成书最早的一部医学典籍，是一部伟大的医药学巨著，世人简称之为《内经》。

如前所述，《黄帝内经》以黄帝与岐伯谈论问题的

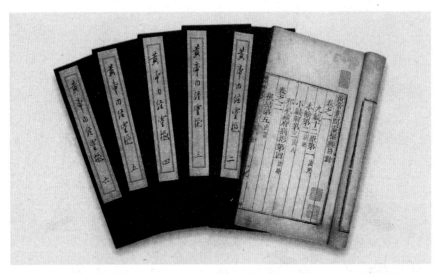

◇《黄帝内经·灵枢》（明刊本）

形式，分成《素问》和《灵枢》两部分，原书各9卷，每卷9篇，各为81篇，合计为162篇。《内经》收载了成方13首，有丸、散、酒、丹等剂型。

《内经》的内容十分丰富，它总结了先秦时期的医疗经验和学术理论，并吸收了当时有关天文学、历算学、生物学、地理学、人类学、心理学等其他学科的知识，运用阴阳五行学说及天人合一的理论，对人的生理、病理以及疾病的诊断、治疗与预防进行了比较全面的论述，阐明了因人、因地、因时制宜等辨证论治原理，为中医理论的形成与发展奠定了基础。

《内经》的成书是中国医学发展史上的一个了不起的事件，它标志着中国医学从简单积累经验的阶段发展到了系统的理论总结阶段。《内经》中关于天人合一学说、阴阳五行学说、脏腑经络学说、生理病理学说、疾病预防及养生学说，作为中医学发展的理论指导和依据，对后世历代医家产生了巨大影响，至今仍被奉为中医学最重要的经典。《内经》已被译为多种文字，指导着世界范围内学习中医者的理论研究及临床实践。

值得一提的是，《内经》中的"治未病"理念，作为中医健康管理的指导思想，为促进人类健康发挥着越来越重要的作用。

（5）中药学之起源与经典——《神农本草经》和李时珍的《本草纲目》

《神农本草经》和《本草纲目》是最重要的两部中药学著作，其中，前者为中国现存最早的药物学专著，托神农之名而作（具体出自何人之手不详），后者为内容丰富、影响深远、集中药学之大成的巨著，为李时珍所作。

《神农本草经》共三卷，收载药物365种（植物药252种、动物药67种、矿物药46种），并将这些药物分为上、中、下三品，根据药物

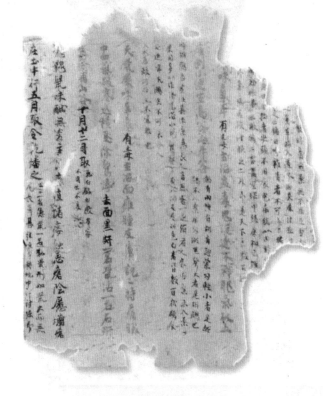

◇陶弘景《本草经集注》残卷

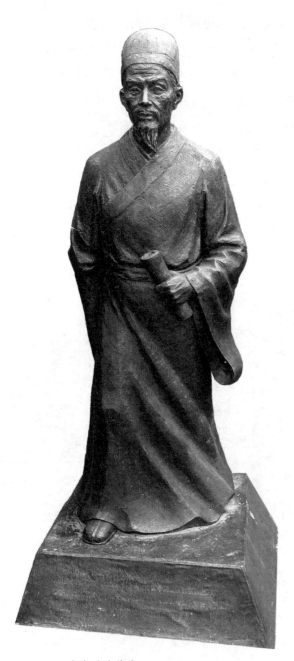

◇李时珍雕像

的功效性能首次对药物进行了分类。该书论述了药物的君、臣、佐、使配伍理论，以及药物的四气五味属性，具有很好的实用价值。

李时珍和他的《本草纲目》大家并不陌生，如今甚至作为流行歌曲的名字被全球华人传唱，足见其对后人的影响之大。李时珍（1518～1593）的父亲是一位医生，李时珍继承家学，放弃了科举做官的道路，成为一位有声望的名医。他在行医过程中，研读了大量古典医籍，对本草学进行了全面的整理总结，历时近30年编成《本草纲目》。全书共52卷，190多万字，记载了1800余种药物，其中新增300余种，分成60类，药方达10000余。该书集中国16世纪以前药

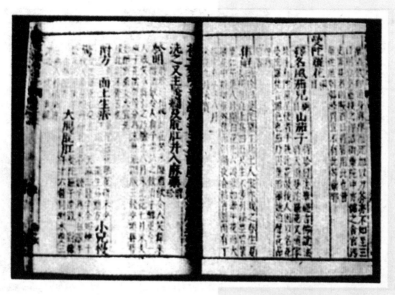

◇《本草纲目》书影

学成就之大成，是中药学史上的里程碑式的著作，是中国文化科学宝库中的珍宝。

(6) 勤求古训、博采众方的医圣——张仲景及其《伤寒杂病论》

张仲景是东汉末年一位伟大的临床医学家，被称为"医圣"。张仲景勤求古训，博采众方，写就《伤寒杂病论》，确立了辨证论治原则，为中医学发展作出了不朽的贡献。

张仲景生活的年代，政治黑暗，战火绵延，天灾频仍，瘟疫流行，人们生活在水深火热之中。据说他家族中原有200多人，在不到十年的时间内，死于伤寒病者竟有7/10。张仲景立志研修医学，拜同族的张伯祖为师，并很快超越了其老师，成为名医。张仲景总结毕生的经验，收集了大量医学资料，写出了《伤寒杂病论》16卷。后

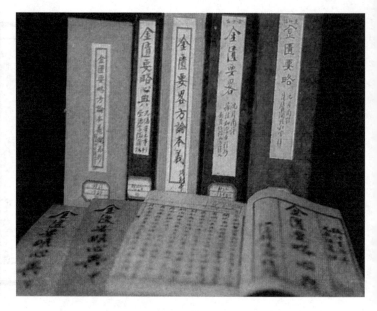

金匱要畧方論卷上　仲景全書二十四

漢　長沙守　張機仲景述

晉　太醫令　王叔和集

宋　尚書司封郎中林億詮次

明　虞山人　趙開美　校刻

臟腑經絡先後病脈證第一

論十三首　脉證二條

問曰。上工治未病何也。〇師曰夫治未病者見肝之病知肝傳脾當先實脾四季脾王不受邪即勿補之。中工不曉相傳見肝之病不解實脾惟治肝

◇《金匱要略》

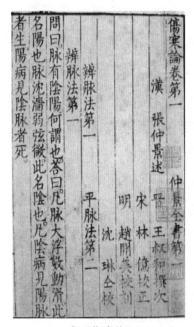

傷寒論卷第一　仲景全書第一

漢　張仲景述

晉　王叔和撰次

宋　林億校正

明　趙開美校刻

沈琳仝校

辨脉法第一

平脉法第二

問曰脉有陰陽何謂也答曰凡脉大浮數動滑此名陽也脉沈濇弱弦微此名陰也凡陰病見陽脉者生陽病見陰脉者死。

◇《伤寒论》

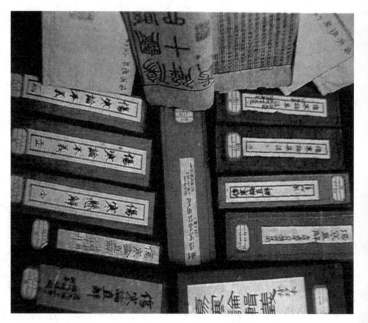

人将该书分成论述外感疾病的《伤寒论》和内伤杂病的《金匮要略》。

张仲景的《伤寒杂病论》标志着中医临床医学和方剂学发展到了较为成熟的阶段。整部《伤寒杂病论》中包含了望、闻、问、切四诊，阴、阳、寒、热、表、里、虚、实八纲，以及汗、吐、下、和、温、补、清、消八法，为中医的经典著作。后人应用张仲景著作中的经方时，有的医家甚至连药物组成、临证加减及每一味药的用量都与经方完全一致，不作丝毫改动，足见其影响之深远。

（7）三指定乾坤——王叔和及其《脉经》

脉诊是最重要的中医诊病手法之一，也是最能体现中医神奇之处的诊断技能。在过去长达数千年的岁月里，没有辅助检查设施，医生主要凭脉诊，配合望诊、

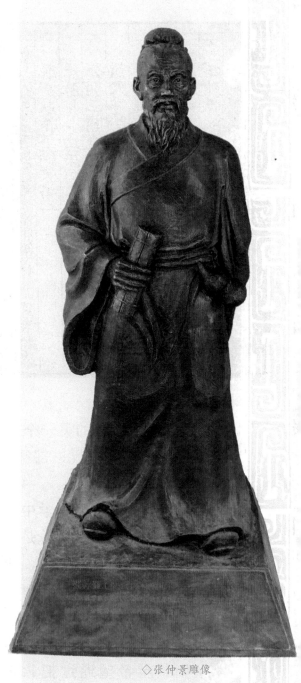

◇张仲景雕像

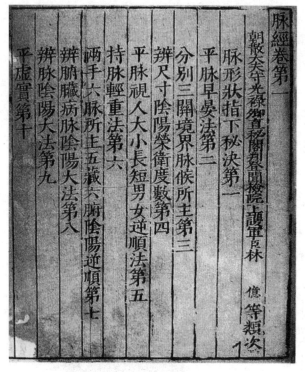

脉經卷第一

朝散大夫守光禄卿直秘閣判登聞檢院上護軍臣林

億等類次

脉形狀指下秘決第一

平脉早晏法第二

辨尺寸陰陽榮衛度數第四

分別三關境界脉候所主第三

平脉視人大小長短男女逆順法第五

持脉輕重法第六

兩手六脉所上五藏六腑陰陽逆順第七

辨脉陰陽大法第八

辨臟腑病脉陰陽大法第九

平虛實第十

◇《脉经》书影

按诊、问诊，就可以判断患者的病位和病性，可谓"三指定乾坤"。西晋时期的王叔和首次对脉学进行了全面总结，并撰写了中国第一部脉学专著《脉经》。

《脉经》首次将脉象归纳为浮、芤、洪、滑、数、促、弦、紧、沉、伏、革、实、微、涩、细、软、弱、虚、散、缓、迟、结、代、动共 24 种，并对每种脉象均作了具体描述，且阐述了不同脉象的临床意义。《脉经》的另一个重要贡献是确立了"寸口脉法"，并提出两手寸关尺三部脉与内脏的对应关系，成为后世诊脉的规范。

如今，人们见到学中医的朋友、熟人时，还总是带着几分神秘、几分期待，让中医师给"把脉"，希望得到诊脉之后对自己身体健康状态的准确判断。还有的孕妇甚至希望通过把脉来

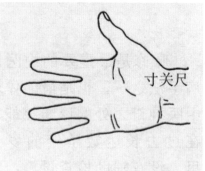

◇诊脉寸关尺部图

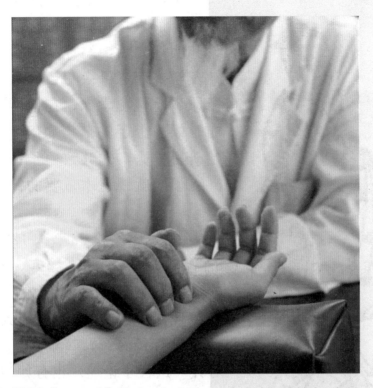

"诊男断女",满足自己对腹中胎儿性别的好奇心。实际上,即使是经验丰富的老中医,仅凭把脉也难以作出准确判断,之所以有时候老中医能够说得很对,是因为他在看到你的体态、面色、表情,闻到你的气味、体味,以及听到你说话的时候,就已经捕捉了大量的信息,形成了对你的状态的一个初步印象,从而与脉象中获得的信息一起,构成了对你体质或疾病状态的综合判断。这其实是望、闻、问、切四诊合参之功,不能单独把功劳给了脉诊。

　　(8) 首部针灸学专著——皇甫谧的《针灸甲乙经》

　　针灸是中医独特的治疗方法。皇甫谧(215～282)

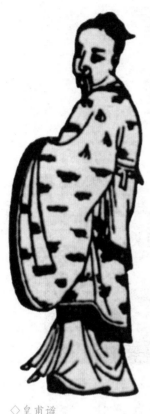
◇皇甫谧

在总结了前人运用针灸治疗疾病的理论和实践之后，写成了中国第一本针灸学专著《针灸甲乙经》。皇甫谧原本是位史学家，在他四五十岁的时候患上了关节疼痛病，于是开始研习中医，尤其致力于针灸研究，终于成就了这本重要的针灸学著作。

《针灸甲乙经》全书共 12 卷，128 篇，对针灸经络、腧穴、主治等从理论到临床进行了比较全面系统的整理研究。在《针灸甲乙经》之前，已有《内经》《难经》等著作对针灸进行了论述，也有如扁鹊、华佗这样的名医长于针灸临证，但皇甫谧的《针灸甲乙经》首次对散存于几部著作中的理论和前人的临证经验进行了系统的整理。该书的主要贡献为整理出 349 个腧穴，并对穴位分布进行了分区记述，阐明了针灸的操作手法和针灸禁忌，提出适合针灸治疗的疾病和症状等共计 800 多种。《针灸甲乙经》对后世影响很大，为针灸学建立了规范，并被列为学习中医的必修教材。

(9) 仙风道骨、德高望重的药王——孙思邈

孙思邈是中医史上的一个传奇人物，仅关于他的年龄就有六七种说法，但大体都认为他是活到了百岁以上。

孙思邈是唐代的道士，著名的医药学家，人称"药王"。孙思邈从小聪颖好学，熟读圣书。18岁起立志学医，隐于山林，采摘药材，修道炼气。他终身不仕，成为一代名医，生前身后均备受尊崇。

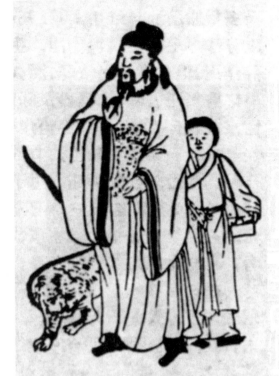

◇孙思邈

孙思邈的《千金要方》与《千金翼方》各有30卷，为中医史上最早的大百科全书，详尽地记载了唐代以前的中医理论、中药知识、诊法治法、强身养生等内容，显示出很高的医学成就。

孙思邈在中医史上的突出贡献除对医药学理论的总结和临床药性的深入研究及验方的记载之外，还有两点值得大书特书，其一为强调保健养生，其二为重视医德修养。孙思邈本人能寿逾百岁高龄，就是其应用科学养生方法以

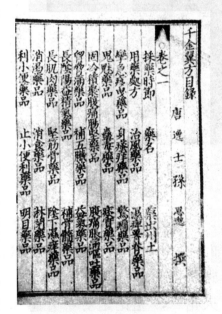

◇《千金翼方》目录（影刻元大德本）

41

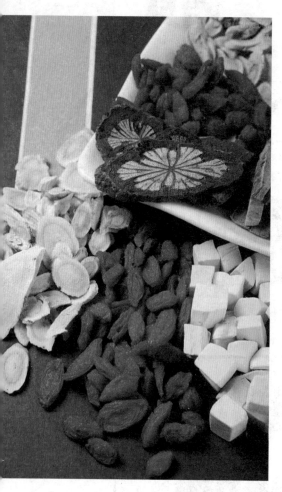

延年益寿的一个很好的范例。他反对魏晋时期盛行的服丹石以求长生的做法，提倡积极的保健养生术，如食疗、导引、按摩等方法，身体力行，总结出了许多行之有效的养生之道，至今对人们日常生活中的保健仍具指导意义。孙思邈重视医德，主张不分贵贱贫富、远近亲疏，皆一视同仁；认为人命至重，有贵千金。在其"大医精诚"及"大医习业"中，全面阐述了医德规范中的"精"与"诚"，对后世医者的行为规范具有指导意义。

（10）金元四大家——刘完素、张从正、李杲、朱震亨

金元四大家是指刘完素（1120～1200）、张从正（约1156～1228）、李杲（1180～1251）及朱震亨（1281～1358），他们的理论主张与临证实践，在很多方面开创了医学发展的新局面，对于后世产生了一定的影响。如刘完素的"火热论"，张从正的"攻邪论"，李杲的"脾胃论"及朱震亨的"相火论"，无论是对于外感伤寒还是内伤杂病的认识及诊治都各具特色，丰富了中医理论，开拓了临床治疗的新

思路，形成了不同的医学流派，活跃了当时医药界的学术氛围。

（11）中医传染病学说之起源——温病学说及人痘接种术

明清时期形成的温病学说，是中医理论与临证进一步发展的又一个里程碑式的标志，在传染病学发展史上写下了极为重要的篇章。温病指多种外感急性热病的总称，大多具有传染性、流行性、季节性和地域性。明代人们生活贫困，疫病流行，据史书记载，从永乐六年至崇祯十六年的 200 多年间，发生大瘟疫达 19 次之多。针对这种"戾气"横行的惨状，明代医家总结前人经验，并深入观察研究，对温病的病因病机进行了详尽的阐述，创立了温病学说。温病学说的代表人物和专著为吴有性的《瘟疫论》、叶桂的《温热论》及吴瑭的《温病条辨》。

特别值得一书的是，据史料记载，早在 15 世纪末

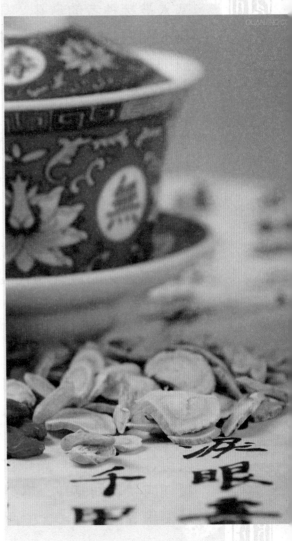

16世纪初，中国人就发明了人痘接种术，预防天花取得了较好的效果。人痘接种术包括以下方法：①痘衣法，即把出天花者的内衣给未出天花者穿，令其传染天花而产生抵抗力。②鼻苗法，其中又分痘浆法、旱苗法和水苗法。痘浆法是指刺破患者的痘，以棉花蘸其新鲜痘浆，塞入被接种者的鼻孔；旱苗法是指把患者身上结的痘痂研成细末，以银管吹入被接种者的鼻腔；水苗法是将研成细末的痘痂以水或人乳调匀，以棉花蘸之塞入鼻腔。此后，这一行之有效的人痘接种法陆续传到了日本、朝鲜，18世纪初又传到了欧洲。人痘接种术的发明意义重大，它不仅仅是牛痘术发明前预防天花的有效方法，更重要的是其作为后来的人工免疫法的临床基础，为免疫学的发展作出了重要贡献。

（12）近现代中医——群英辈出

晚清以后，虽然没有在中医理论和实践上产生具有里程碑意义的巨著和代表人物，但随着时代的前进，在"西学东渐"的过程中，中医在夹缝中求得生存且愈加成熟。新中国成立以后，中医更是出现了繁荣，得到了发展。因此，近现代也出现了大批知名的中医学者和临床医家，如中西医汇通派的代表医家唐宗海、朱沛文、恽铁樵、张锡纯；民国以后的京城四大名医萧龙友、孔伯华、汪逢春、施今墨；上海名医秦伯未、顾筱岩、张赞臣、顾渭川等；新中国中医院校教育的第一批知名教授任应秋、刘渡舟、赵绍琴、王绵之、邓铁涛、裘沛然、顾伯华等；中医（含中西医结合）院士陈可冀、徐国钧、

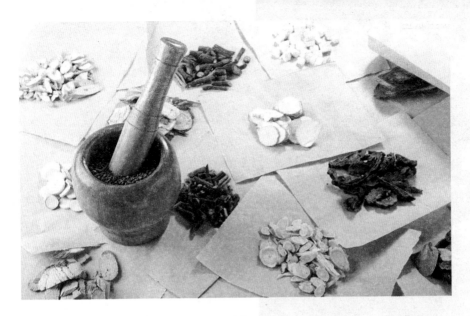

承淡安、叶桔泉、赵承嘏、肖龙友、陈凯先、肖培根、张伯礼、王永炎、姚新生、李连达、楼之岑、胡之璧、吴咸中、石学敏、于德泉、董建华、程莘农、李大鹏等。

2009年，三十位"国医大师"在全国从事中医（包括民族医药）临床工作的人员中经严格遴选脱颖而出，他们是王玉川、王绵之、方和谦、邓铁涛、朱良春、任继学、苏荣扎布（蒙古族）、李玉奇、李济仁、李振华、李辅仁、吴咸中、何任、张琪、张灿玾、张学文、张镜人、陆广莘、周仲瑛、贺普仁、班秀文、徐景藩、郭子光、唐由之、程莘农、强巴赤列（藏族）、裘沛然、路志正、颜正华、颜德馨。这些来自全国各地的"国医大师"，既有中医、藏医、蒙医专家，也有中西医结合专家、中药专家，他们为国医的振兴与繁荣、为人民的健康与幸福付出了数十年的心血，作出了巨大的贡献，堪称大师。

限于篇幅，本书不可能将中医大家一一点到。此外，还有许许多多中青年中医也已经成长起来，挑起了中医的大梁。现代中医群英荟萃，进入了历史上的黄金时期。

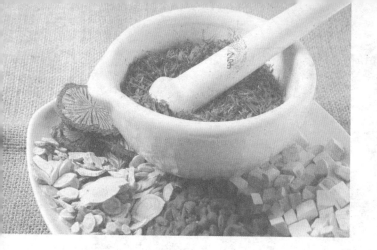

三　追根溯源寻本草

　　一般认为，中医起源于先秦时期，理论体系形成于战国到秦汉时期，在漫长的发展历程中，基础理论日臻完善，临床各科逐渐成熟，杰出医药学家辈出，经典医药专著传世，成长为研究人类健康、与疾病做斗争的一门科学，为中国乃至全世界人民的健康作出了巨大贡献。

　　人类的医疗保健活动是和生产、生活实践紧密相连的。早在原始社会，先民生存的需要导致了医疗活动的产生。火的使用，使人类得以食用熟食、驱寒保暖，同时有一定的防湿作用，也使灸治以及其他借助温热作用

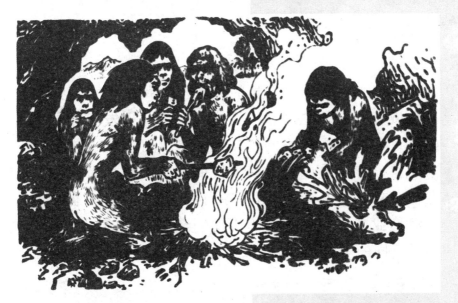

◇人类用火烤制食物

的治疗得以施行。据文献记载，古代常用砭石作为治疗器具。砭石是具有锐利边缘或突起的打制石器，原本是石器时代的生产工具，当它被用来刺激或切开人体某一部位时，可以达到治疗目的。砭石一般被视为中医针刺疗法工具和外科手术工具的起源，此后随着生产力的发展，砭石逐渐被金属制成的针具或刀具所取代。

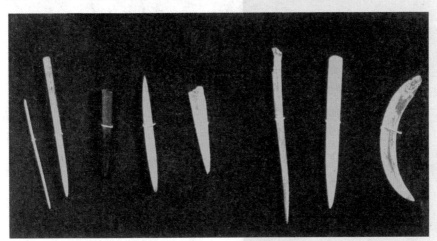

◇新石器时代的骨针、骨锥、骨镞、骨笄（生活用具，亦被用作刺破脓肿的医疗器具）

　　中华民族所聚集生长的地理空间跨度广大，在不同的地域有不同的生产和生活方式，因此引发出多种形式的医疗活动，亦有不同的文化类型。可以说古代流传下来的医疗方法是中国各族人民的经验汇集。古代除以农业社会文化为主外，尚有草原游牧文化、森林狩猎文化、河海渔业文化等。不同的文化创造出不同的医疗技术，运用不同的药物资源，导致中医学的民族和地区差异性，

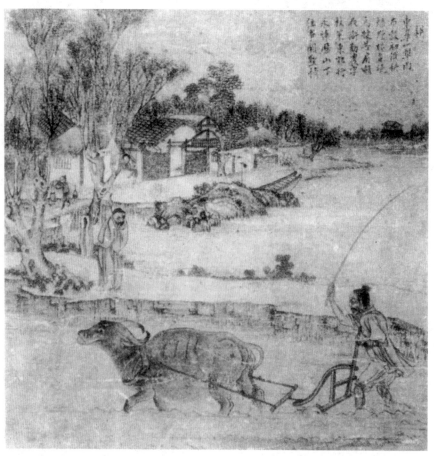

◇《耕织图》（清乾隆年间印本）

由此而形成不同的地方流派，这是中医学具有丰富的实践经验和多样化理论学说的原因。中医学与传统文化、科学技术乃至经济发展，都有密切的联系。中华民族久远的历史也是中国传统医学丰富多彩的原因之一。

3000多年前的殷商甲骨文中，已经有关于医疗卫生以及十多种疾病的记载。周代，医学已经分科，《周礼·天官》把医学分为疾医、疡医、食医、兽医四科；已经使用望、闻、问、切等客观的诊病方法和药物、针灸、手术等治疗方法；王室已建立了一整套医务人员分级和医事考核制度，《周礼·天官》记载："医师上士二人，下士二人，府（药工）二人，史二人，徒二人，掌医之政令，聚毒药以供医事。"春秋战国时代，涌现出许多著名医家，如医和、医缓、长桑君、扁鹊、文挚等。此时，中医对人体的解剖、病因病理、疾病的诊治等方面的认识已有长足发展。马王堆汉墓医书中已经将经脉系统化，药物疗法和针灸等外治法也积累了一定的经验。战国时期诸子蜂起，形成百家争鸣的局面，各种流派的哲学思想十分活跃，

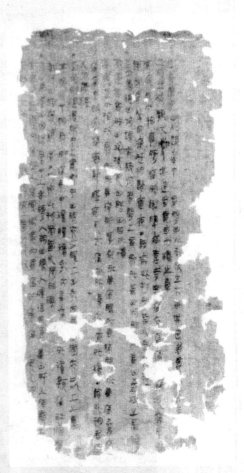

◇长沙马王堆汉墓出土的医书帛书残片《足臂十一脉灸经》（迄今发现的最早的脉经学说专著，成书不晚于战国）

49

从而为医学家建立理论体系提供了思想武器,一系列医学理论著作应运而生。《内经》《难经》是此类著作的现今仅存者。它们广泛讨论了疾病预防,具体疾病的病因、病机及诊断,脉学、治则、药性理论,方剂配伍原则,腧穴、针刺方法等内容,总结了秦汉以前的诸多医学成就,同时又为后世临证治疗提供了启示和理论依据。哲学思想和医疗实践的结合促进了具有中医特色的基础理论体系的形成。秦代统一文字、统一法律、统一度量衡的大一统趋势也促进了统一的中医理论体系的构建。1972 年出土于甘肃武威汉墓的医药简,记录了当时的医方以及针灸治疗的方法等,是研究汉代临床医学、药物

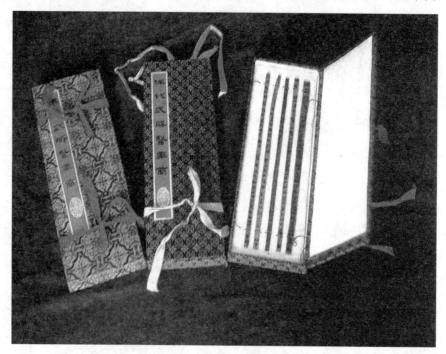

◇汉代武威医药简

学和针灸学的重要资料。东汉末年张仲景在他所著的《伤寒杂病论》一书中，专门论述了外感热病和内伤杂病，系统地总结了临床常见病的诊断、治则和方药，创造了辨证论治的临床诊治规范，是中国第一部理法方药皆备、理论联系实际的中医临床著作，为后世的临床医学发展奠定了基础。至此，中医学理论体系已经建立。与此同时，药物、方剂、针灸、诊断、病源等方面的研究也蓬勃发展起来。

晋唐时期是中国封建社会的上升时期，特别是唐朝，达到了封建社会的鼎盛阶段，政治、经济、文化的繁荣，社会的稳定，使中医药学也相应地得到了全面发展。医学理论有了进一步提高，除对《内经》《伤寒杂病论》等古医籍进行整理和注释之外，王叔和创立了脉学理论，成为后世脉诊的规范；巢元方的病因证候学探索，较为全面地阐释了疾病的原因和发病机理。药物学方面的成果颇多，丰富了药物品种，创立了新的药物分类方法，诞生了世界上首部由政府颁行的药典《新修本草》。临床医学有了蓬勃发展，内、外、妇、儿、骨伤、按摩、针灸、五官等临床各科在分化中日趋成熟，一批各科专著和综合性医著问世，验方良药大量涌现，临床疗效甚佳。此外，大唐盛世，国力大增，文化繁荣，使得中医药与国外的交流也十分活跃，融合了来自朝鲜、日本、印度、波斯等国的医药知识，也向上述国家和地区输出了中国的《内经》《伤寒论》《诸病源候论》《新修本草》《甲乙经》《千金方》《脉经》等医著，同时也输出了中药，为世界医药学的发展作出了一定的贡献。

宋金元时期，是中医学派涌现、百家争鸣的时期。在以往理论传承和经验积累的基础上，在宋代理学之风的影响和宋王朝对医学的特别扶持下，临床各科得到了进一步发展，专科体系相继建立，以金元四大家为代表的各个学术流派活跃了学术气氛，倡导了研究之风，丰富了中医理论，充实了临床辨证论治的内容。同时，中药学、法医学等也得到了较大发展。此外，宋代医政设施的进步也颇值得一提，体现在改进医事管理、开设国家药局、发展医学教育等方面。这一时期中医药整体发

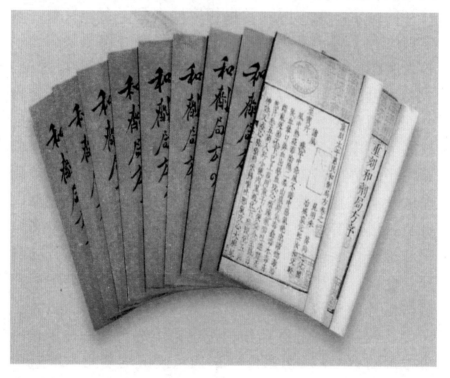

◇北宋中药方书《和剂局方》

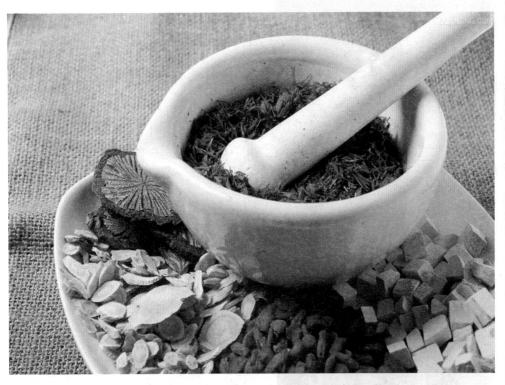

展的特点为思想上空前活跃，制度上逐步规范。

　　明清时期，是中医学综合集成和深化发展的时期。其标志性成果有二，其一为出现了一大批总结以往中医学各领域进展的集成性著作，如《本草纲目》《证治准绳》《景岳全书》《医宗金鉴》等；其二为在对外感热病进行深入研究和大量实践的基础上形成了温病学派，大大提高了中医药治疗瘟疫类传染病的疗效。此外，明清时期值得一提的还有，王清任的《医林改错》纠正了一些古代中医解剖学的错误；明代确立了记录详细、项目固定的病案格式；出现了最早的民间医学团体和最早的中医学杂志。明清时期的中外医学交流也很频繁，郑和下

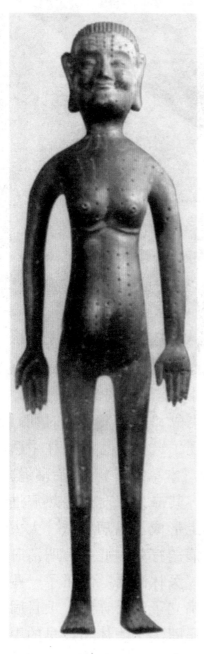

◇清代针灸铜人

西洋时，其船队有"医官医士一百八十员"，可以实现常用中药及相关知识的交流与传播。这一时期，中医药知识不仅在朝鲜、日本等亚洲国家进一步传播，而且中国的药物学、针灸学以及人痘接种术也陆续传到了欧洲，产生了一定影响。同时，国外的一些医药学知识也传入了中国，丰富和促进了中医学发展。

近现代时期，随着西医的传入且影响逐渐扩大，中医学的发展处于坎坷之中。实际上，早在明末清初，随着基督教的传入，西医已经开始传入中国，但当时的影响不大。至19世纪初，大批传教士来华，使得西医学在中国的传播日益广泛而深入，在沿海城市开始设立了教会医院。特别是鸦片战争以后，教会医院由沿海进入内地，并迅速在各地兴建。此外，通过创办西医学校和吸引留学生、翻译西医书籍并出版学术刊物等手段，西医全面进入中国，逐渐形成了中医与西医并存的局面。20世纪西医在中国的广泛传播，引起了中医界的普遍重视。面对建立在近代科学技术基础上的西医学，中医自身如何发展已成为一个业界亟待解决的实际问题。此时出现了中西医汇通学派，主张

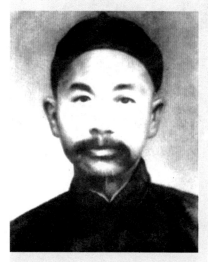

◇中西汇通学派代表人物之一唐宗海（1847～1897）

通过比较两种医学体系的异同，维护和宣传中医理论。之后又出现了中医科学化思潮，主张对中医进行改造。

新中国成立以后，国家大力扶持中医事业，国家卫生工作方针经过从"团结中西医"到"中西医并重"的过程，多年来，从理论体系到临床实践，从中医教育到科学研究，从古籍文献整理到中西医结合，中医药学呈现了全面的繁荣昌盛。

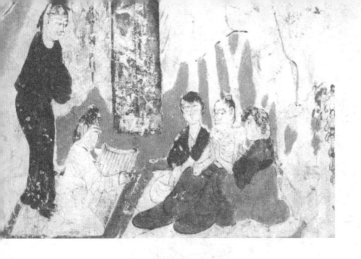

四 基础理论析中医

1. 阴阳五行学说

阴阳、五行是先秦哲学的两个名词。阴阳作为中国哲学的一对范畴，被广泛用来解释自然界两种对立和相互消长的物质势力。阴阳是古人对宇宙万物所具有的两种相反相成属性的概括，其中阴代表消极、退守、柔弱的特性和具有这些特性的事物和现象，阳代表积极、进取、刚强的特性和具有这些特性的事物和现象。凡是活动的、兴奋的、明显的、在外的、向上的、前进的、气体的、无形的、功能的、热的、光亮的、刚强的、积极的事物

均可归属于阳，而一切
沉静的、抑制的、隐晦的、
在内的、向下的、后退的、
有形的、实质的、冷的、
黑暗的、柔弱的、消极
的事物则均可归属于阴。
阴阳之间的关系可用对
立、互根、消长、转化
八字概括。阴阳交替被
看作是宇宙的根本规律。
因此，医学中引进阴阳，
不仅方便归纳某些孤立

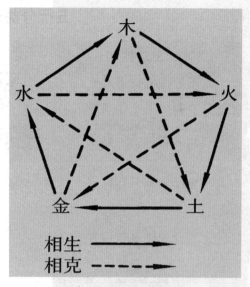

◇五行生克图

人体脏腑组织结构的阴阳属性

	阳	阴
大体部位	上部、头面、体表	下部、腰腹、体内
背腹四肢	背部、四肢外侧	腹部、四肢内侧
脏腑经络	六腑、手足三阳经	五脏（心包）、手足三阴经
五脏部位	心、肺	脾、肝、肾
五脏功能	心、肝	肺、脾、肾
每一脏腑	心阳、肾阳、胃阳……	心阴、肾阴、胃阴……
气血津液	气	血、津液

57

五行分类表

自然界								五行	人体					
五音	五味	五色	五气	昼夜	五化	五季	五方		五脏	六腑	五官	形体	情志	五声
角	酸	青	风	平旦	生	春	东	木	肝	胆	目	筋	怒	呼
徵	苦	赤	暑	日中	长	夏	南	火	心	小肠	舌	脉	喜	笑
宫	甘	黄	湿	日西	化	长夏	中	土	脾	胃	口	肉	思	歌
商	辛	白	燥	日入	收	秋	西	金	肺	大肠	鼻	皮毛	悲	哭
羽	咸	黑	寒	夜半	藏	冬	北	水	肾	膀胱	耳	骨	恐	呻

的现象，也为解释其中的变化提供了依据。《内经》肯定了"阴阳者，天地之道也"（《素问·阴阳应象大论》）的思想，把阴阳视为万事万物产生、发展和变化的普遍规律。因此，"阴平阳秘"（《素问·生气通天论》）指人体处于正常的生理状态，阴阳不平衡则是产生疾病的根源。治病的根本意义就是调整阴阳。作为一个总纲，阴阳被广泛用于归纳邪正、盛虚、脏腑、经络、脉象、寒热、气味、表里等众多不同层次的医学内容，沟通了解剖、生理、病理、诊断、养生、治疗等许多方面。五行是日常生活中习见的五种物质（木、火、土、金、水），战国时期的某些思想家试图用它来说明世界万物的起源

和多样性的统一。此后五行学说又进一步发展，增添了五行相生相克、循环终始的内容。《内经》引进五行学说，将五行与脏腑、情志、季节、味、色等相配属，并以此来说明人体脏腑器官之间相互依存、互相制约的"生克"关系。

2. 藏象学说

藏象学说主要研究五脏（心、肝、脾、肺、肾，包括心包时称六脏）、六腑（小肠、大肠、胃、膀胱、胆、三焦）和奇恒之腑（脑、髓、骨、脉、胆、女子胞）的生理功能、病理变化及其相互关系。五脏属阴，主要功能是藏精气；六腑属阳，以消化、腐熟水谷，传导排泄

五脏整体联系表

五脏	五季	五气	五腑	五体	五液	五官	五神	五志	五味
肝	春	风	胆	筋	泪	目	魂	怒	酸
心	夏	暑	小肠	脉	汗	舌	神	喜	苦
脾	长夏	湿	胃	肉	涎	口	意	思	甘
肺	秋	燥	大肠	皮毛	涕	鼻	魄	悲	辛
肾	冬	寒	膀胱	骨	唾	耳	志	恐	咸

糟粕为主要功能。脏与脏、脏与腑、腑与腑的功能活动之间，还存在着相互依存、相互制约的关系。藏象概念还包括体内精、神、气、血、津液等，这些既是脏腑功能活动的物质基础，又是脏腑功能活动的产物。脏腑功能正常，这些生命要素也就充足旺盛；若其因病而损伤，则脏腑的功能也会失常。

3. 经络学说

在《内经》中已完全系统化的经络学说，是早期的经脉知识与阴阳五行学说、脏腑学说相结合的产物。经

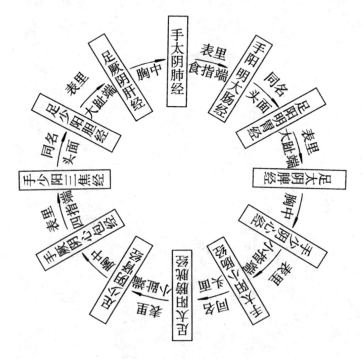

◇十二经气血流注环周图

络的周而复始、运行气血、内连脏腑、外络肢节，使人体内外器官和各种生理功能形成一个完整的有机体。借用阴阳五行而建立起来的脏腑经络学说，成为后世中医理论的核心。十二经脉、奇经八脉以及与之相连的络脉，分别联系不同脏腑，各具特殊的生理功能。在病理情况下，经络系统功能发生变化，会呈现相应的症状和体征，通过这些表现，可以诊断体内脏腑疾病。还可用针灸、推拿等方法调整经络气血运行，以治疗脏腑躯体疾病。

4. 整体观念

用最通俗的表述举例说明中医的整体观念，那就是相对于西医的"头疼医头、脚疼医脚"而言，中医认为局部的症状可能是全身问题的表现，因此中医治病可能会"头疼医脚"，比如因为肝火上炎引发的头疼，可以针刺足背部的足厥阴肝经的"太冲穴"治疗，这也正是中医迷人的魅力所在。

整体观念是指统一性、完整性和联系性，包括人体各脏腑器官之间、人的生理状态与心理活动之间以及人体与外界之间的整体性。中医认为，人体本身是一个有机整体，即构成人体的各脏腑组织器官在物质结构和功能上有着密切的联系，它们相互依存、相互制约，五行之间生克制化和谐。当阴阳之间达到一种平衡状态，即"阴平阳秘"时，则是一种正常状态。人的生理状态和心理活动也相互影响，当"形神合一"

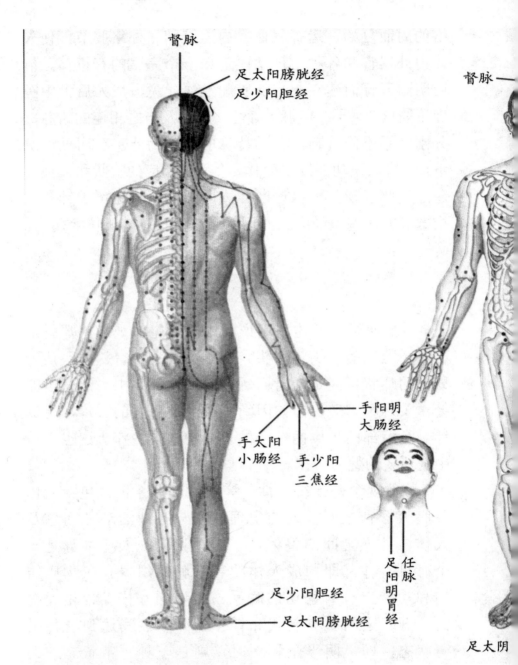

◇人体经络分布图

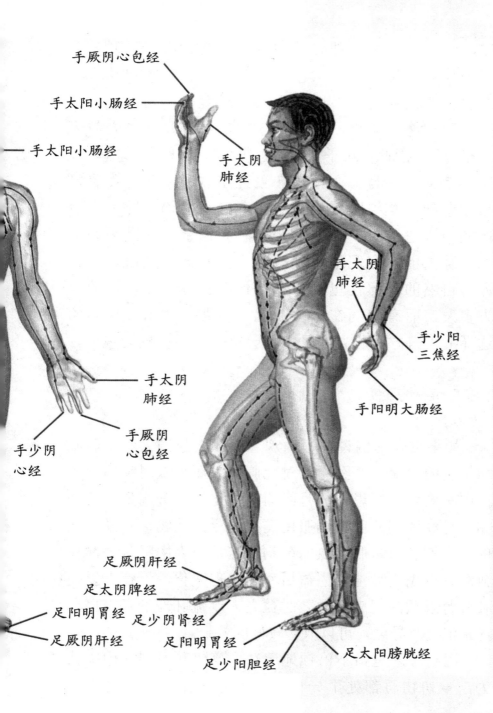

手厥阴心包经

手太阳小肠经

手太阳小肠经

手太阴
肺经

手太阴
肺经

手少阳
三焦经

手阳明大肠经

手太阴
肺经

手厥阴
心包经

手少阴
心经

足厥阴肝经

足太阴脾经

足阳明胃经

足少阴肾经

足厥阴肝经

足阳明胃经

足少阳胆经

足太阳膀胱经

63

时，则是生理和心理有机融合的正常状态。同时，人与外界环境也密切相关，如昼夜交替、四季更迭，不同地理气候环境、不同社会人文环境等，均会对人体的生理功能和病理状态产生一定的影响，即"人与天地相应"。因此，对于"头疼医脚"我们就不难理解了，这正是由于头与脚之间存在着经络联系所致。而且，当你看到一个中医医生在对患者进行舌诊、脉诊之后便能处方遣药时，你便不会再感到惊奇，这是因为舌苔和脉象能够客观地反映机体内的状态。同时，这种人与自然的整体性也解释了为什么有些病在潮湿的南方多发，而有些病在寒冷的北方多发；在治疗用药的选择上，南方和北方的医生也会有一些不同的习惯。

5. 恒动观念

如果也要举例说明恒动观念，那么我们来看看乳腺增生病的治疗。西医通常对乳腺增生病采取对症治疗，而中医则可根据患者的月经周期变化进行分周期治疗，如在月经周期的前半期服用调补肝肾的药物，月经周期的后半期服用疏肝活血的药物，这是因为中医认为冲任血海有着先满后泄、先盈后亏的生理变化，治疗上以调补肝肾者顺冲任应充盈之时益之，以疏肝理气者沿血海应疏泄之时导之，可以取得较好的效果。

恒动观念是指不停顿地运动、变化和发展。中医认为，一切物质都处于一种永恒而无休止的运动之中，

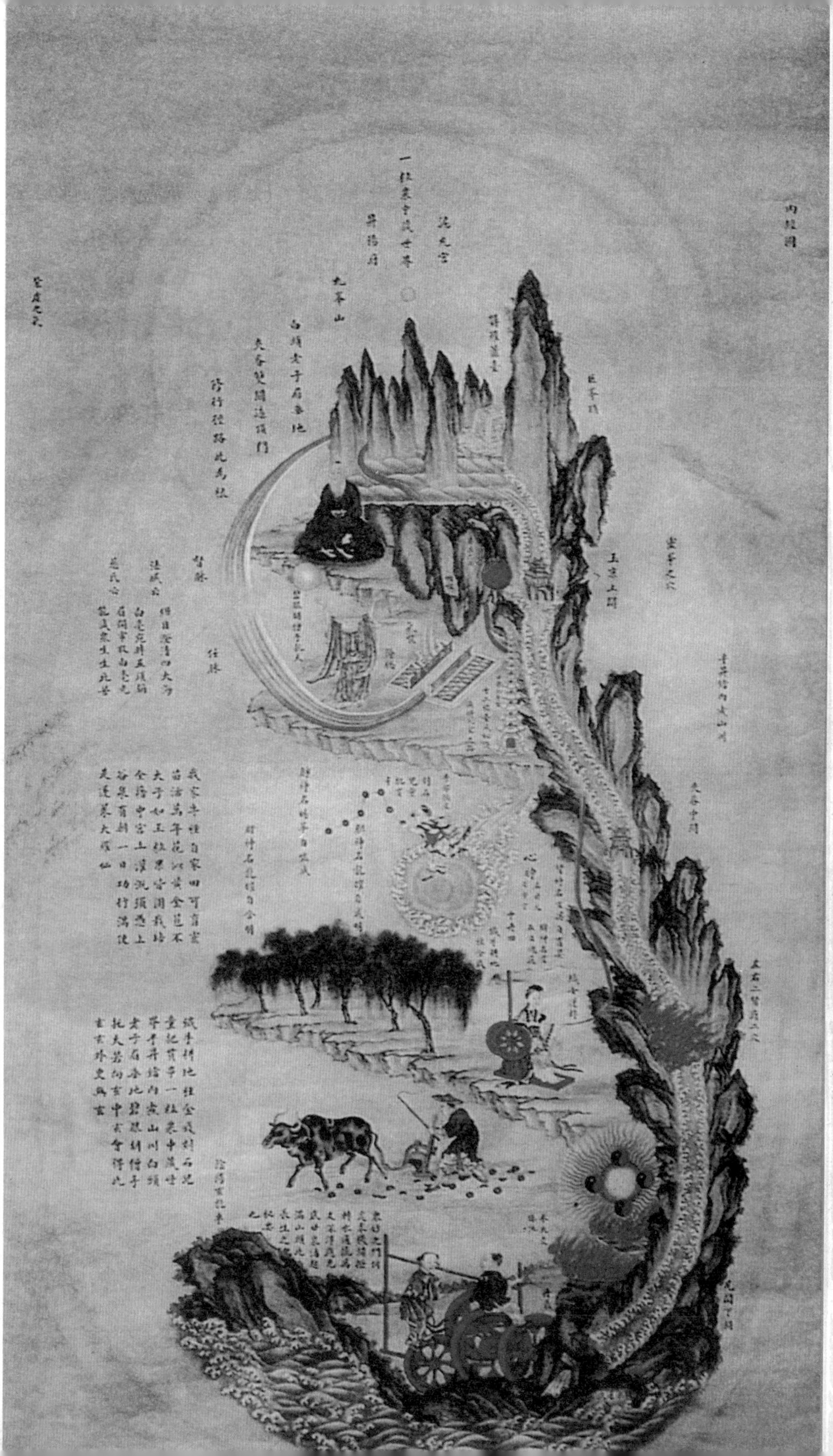
内经图
泥丸宫
升阳府
九峰山
我家耕种自家田可育灵
苗活万年花似黄金苞不
大子如玉粒果皆圆栽培
全赖中宫土灌溉须凭上
谷泉有朝一日功行满便
是蓬莱大罗仙

这是自然界的普遍规律。就人体内而言，气不停地升降出入，血不停地在脉道循环，脏腑也以各自的形式在不停地运动；就人的整个生命过程而言，也经历着从出生到成熟乃至衰老的发展演变过程；就疾病的发生发展过程而言，也存在着正与邪之间的消长与转化的不停变化。因此，上述利用女性月经周期中体内气血盛衰之变化治疗乳腺增生病，确实可有神妙之效。

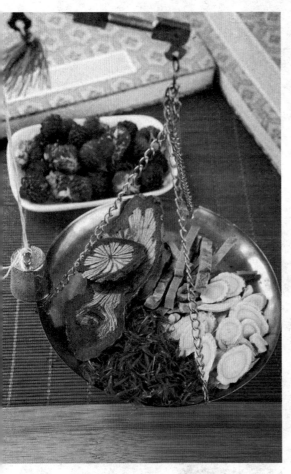

在临床实践中，学会用恒动的思想指导治疗，用发展变化的眼光看问题，就能够预见到可能出现的情况，做到心中有数。

6.辨证论治

如何理解辨证论治呢？以最简单的"感冒"为例，西医诊断感冒为"上呼吸道感染"，治疗上一般给予抗感冒药、退烧药（如果发烧的话），凡是感冒者几乎都是一样的处方。而中医则认为感冒是"表证"，根据不同的致病因素可分为风寒感冒、风热感冒；根据患者不同的体质情况又可分为气虚

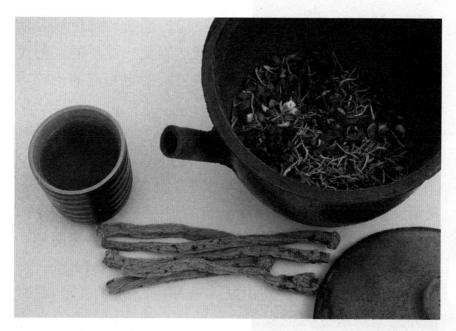

感冒、阴虚感冒、阳虚感冒等。因此，同样的感冒患者其中医处方却可以完全不同，这就是所谓"同病异治"。反之，不同的疾病可能在某一阶段的表现相同，即具有同样的"证"，则可能予以同样的治疗方法，如普通的咳嗽和肺炎的咳嗽，可能同样由于肺热所致，因此予以相同的清肺热之方治疗，即所谓"异病同治"。

辨证论治是中医认识疾病和治疗疾病的特殊方法，是中医理论体系的最基本特征，是中医取得神奇疗效的制胜法宝。如前所述，辨证论治是张仲景勤求古训、博采众方，结合自己多年的临床经验，以六经论伤寒，以脏腑论杂病而提出的一套理、法、方、药原则。辨即辨别与分析，证指一组症状的综合与归类，辨证是指将通过对患者望、闻、问、切四诊后获得的信息运用中医理论进行综合分析，辨明疾病的原因、性质、部位以及病情发展趋势与邪正盛衰，进而概括为某一性质的证的过程；施治是指根据不同的辨证结果，确定相应的治疗方法，对病证进行治疗的过程。

辨证论治方法主要包括以下几种：①八纲辨证，即阴、阳、表、里、寒、热、虚、实，是最基本的辨证方法；②六经辨证，指根据外感伤寒按照太阳、阳明、少阳、太阴、厥阴、少阴六经的传变顺序发病的规律进行辨证的方法；③脏腑辨证，指根据内伤杂病的脏腑病位及脏腑阴阳、气血、虚实、寒热等变化进行辨证的方法；④卫气营血辨证，指根据外感温热病由表入里、由浅入深的发展规律，将外感温热病分为卫分证、气分证、营分证、血分证进行辨证的方法；⑤三焦辨证，指以上焦、中焦、下焦为纲，对外感温热病进行辨证的方法，尤侧重于湿热病的辨证；⑥气血津液辨证，指运用脏腑学说中有关气血津液的理论，分析气、血、津液的病变，辨认其所反映的不同证候的辨证方法；⑦病因辨证，指分析病证成因的辨证方法，包括六淫、七情、饮食、房室、外伤、瘀血、痰饮等。

综上所述，阴阳五行学说、藏象学说和经络学说是中医的理论精髓，而整体观念、恒动观念及辨证论治是中医的诊疗特点，这些使得中医在认识正常人体和对疾病的治疗中始终以联系的、发展的和辩证的思想方法解决问题，从而保证了其在临床疗效方面的优势。

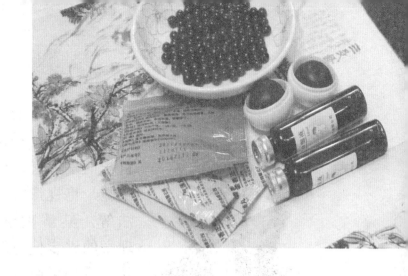

五 世界环境中的中医

1. 中、西医学之异同

　　无论是中医还是西医，最初都是起源于生产生活中的医疗保健活动，都曾经使用草药，也都有过巫医并存的历史，然而由于不同的文化背景，中西医学却各自走向了两条完全不同的发展道路。以古希腊、古罗马医学为核心的西方医学，自中世纪始出现转变，最终实现了向现代实验医学的飞跃。希波克拉底提出"四体液病理学说"；而亚里士多德提倡对自然现象进行观察，认为科学的判断来源于观察、经验和归纳，他曾在动物身上

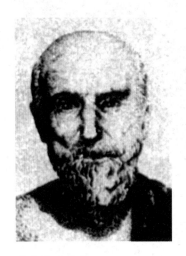

◇希波克拉底

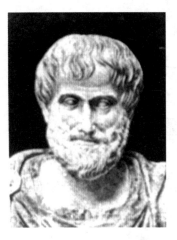

◇亚里士多德

仔细观察生命的发生现象，描述了动物的内脏和器官。基于西方哲学而发展起来的实证医学重视实验，重视形式逻辑，强调演绎法等，其解剖学、生理学、病理学的进步使得西医逐渐脱胎换骨，成为采用以实验为主的实证方法、依靠各门自然科学提供的技术手段不断深化的现代医学。而深受中国古代哲学思想和传统文化影响的中医，虽然不乏与西医的接触与碰撞，但却始终一脉相承地保持了自身的体系，成为世界上一枝独秀的传统医学，像经年佳酿，古老而醇香。

尽管中医与西医存在着上述不同，但由于其研究的对象都是人，从防病治病的需要出发，进行中西医结合，是新中国成立以来中国医学科学发展的一个重要标志。在国家的倡导和支持下，20世纪50年代卫生部委托西苑医院创办了全国高级西医学习中医班，至今共举办了十余期，培养学员600余名，形成了中国中西医结合事业的骨干人才队伍，涌现出陈可冀、沈自尹、李连达等一批享誉国内外的专家。

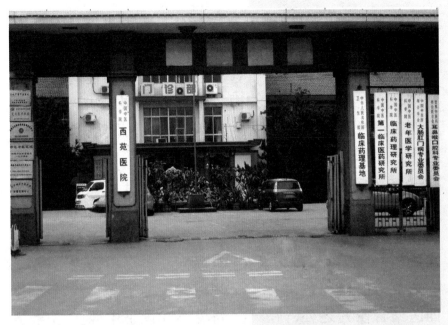

◇北京西苑医院

他们把现代医学科学的一些理论知识和方法手段与中医结合起来进行研究，取得了一系列的成果，尤其是基础理论的实验研究和中西医结合的临床研究成果斐然。这些成果对促进中国传统医学科学的现代化发挥了积极的作用。在基础理论研究方面，如运用现代科学技术手段对诊断学中的脉诊和舌象的研究取得了相当大的进展；藏象学说的本质研究、对肾本质和肾阳虚的现代研究已获得了进展，为治疗肾阳虚证提供了可靠的数据和可遵循的原则；对气的本质研究也取得了一定的成绩。在针灸研究方面，针刺麻醉的临床应用规律及原理研究是在古典的针灸止痛基础上发展起来的一门技术，是中西医结合工作中的一项重大成就；对经络实质的探索较多地集中在研究循经感传现象，也取得了较大进展。此外，中医的治则研究也取得了不少成果，主要体现在探讨治则的科学基础，寻求可供检验和说明其科学性的客观指标，其中以活血化瘀和扶正固本两大治则最为引人注目。中西医结合的临床研究，在心血管疾病、急腹症、骨科病、烧伤、泌尿科疾病、白内障、肛肠疾病等方面，取得了相当可观的成效。在药物研究方面，品种鉴定取得的成绩十分突出，在中药的炮制、制剂、药理、药化等方面也做了大量工作，从中药里已挖掘和筛选了一批新效或高效药（如青蒿素抗疟及某些抗病毒、抗癌药物的出现），中药复方的研究也进行了一些探索性的工作。除进行中西医结合研究之外，在一些高校还开设了中西医结合专业，培养中西医结合专门人才。同时，各地陆续建立了一些中西医结合医院，进行中西医结合临床实践，为广大患者服务。

2. 历史上的中外医学交流

中国传统医学广泛地汲取了世界各民族的医药经验以充实自己。中国的药物有一部分就是外来之品，如胡椒、槟榔、沉香、乳香、丁香等。在唐宋繁盛的对外贸易活动中，大量的外来香药输入中国。福建晋江出土的宋代沉船中，就有大批外来药物。唐代《新修本草》中，将多种外来药正式著录。当时西方的"万用药"底野迦就是此时被记入中国本草的。五代时波斯裔学者李珣所

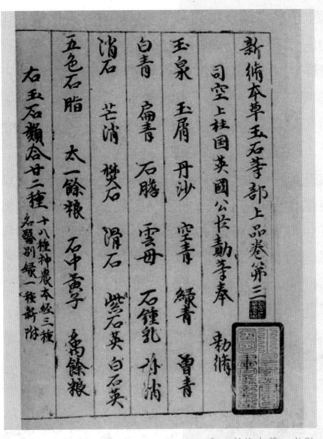

◇《新修本草》书影

撰《海药本草》，含有丰富的外来药物知识。清代赵学
敏《本草纲目拾遗》中，首次介绍了金鸡纳等西洋药物。
这些外来药物及用药经验已成为中医学的一部分。在医
方书中，外来的医方也屡见不鲜，如《千金要方》《外
台秘要》等书中记有较多的印度、高丽、波斯等国的医方。
元末明初编撰的《回回药方》，集中向中国介绍了阿拉
伯医药经验。医疗技术的传入主要体现在制药技术方面，
如阿维森纳创用的金银箔衣丸，在宋代已有运用。与此

同时，西方制作蔷薇水的蒸馏技术也传入中国。相对而言，外来的医学理论传入中国较少。

同样，中医学外传也对世界医药学的发展产生了积极的影响。中国的炼丹术在8世纪前已传入阿拉伯，对世界制药化学影响深远。脉学知识也被阿维森纳的《医典》所收录。大量外来药输入的同时，中国的川芎、白芷等药也输往海外。元代中国与阿拉伯的医学交流尤为广泛。当时波斯国学者拉希德·丁·哈达尼（1247～1318）编纂的《伊儿汗的中国科学宝藏》中，包括了中医学的脉学、解剖、妇产、药物等多方面的知识，并附有脏腑和诊脉部位图。明代郑和七次下西洋，将人参、大黄、麝香、茯苓等药传至海外。清代人痘接种术外传欧洲，对牛痘

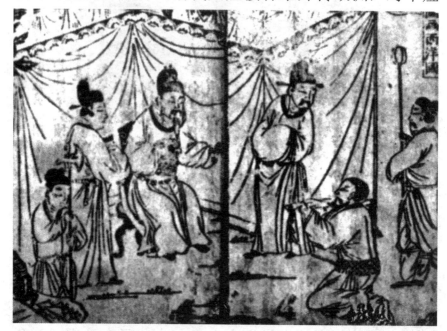

◇郑和接受外国人士贡礼

术的发明有直接的影响。而中国与日本、朝鲜、越南、印度等国的医药交流更为密切。

中国和日本在隋代以前就有交流。自公元562年吴人知聪携《明堂图》等医书到日本之后，中国历代主要医药书籍无不迅速传至日本。例如藤原佐世《日本国见在书目》（891）记载的中医书已达163部、1309卷。唐代日本的遣唐使及僧侣的往来，是医药书籍传入日本的主要途径。鉴真东渡也带去了中国的医药知识。中医书传入日本，对其医学产生了深刻的

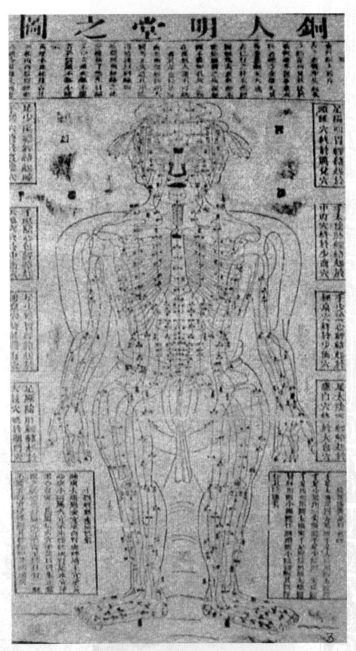

◇明代铜人明堂图

影响。同时，多种在中国失传的医籍（或其内容）在日本国保存下来，以后又陆续传回中国，为中医发展作出贡献。如《新修本草》《小品方》等，均在日本存有残卷。丹波康赖的《医心方》（982），汇辑了中国隋唐以前200余家方书，其中引用的许多医书在中国早已失传。日本大宝元年（701）颁布的《大宝律令》中，引进了中国唐代的医事制度、医学教育方式等。公元1168年，日僧荣西携茶种归国，又著《吃茶养生记》，开日本饮茶风气之先。某些古代中国出现的重要医学学派（如李东垣、朱丹溪等），也在日本有深刻的影响。中医学传入日本，为日本传统医学的建立和发展发挥了巨大的推动作用。

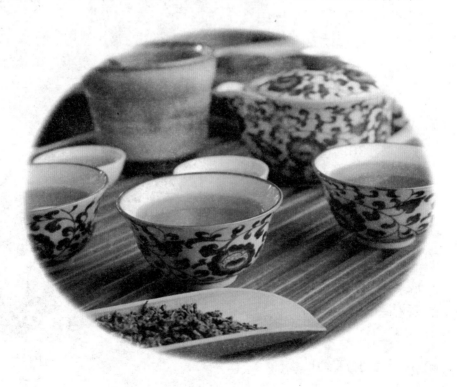

中国和朝鲜的医学交流有着很长的历史，魏晋南北朝的医书中已多处提到高句丽的炼丹术和方剂、药物。高丽时大量刊行中国医书，保存了许多中医古籍。北宋时中国保存的《黄帝针经》（即《灵枢》）已残缺不全，正是依靠高丽所藏的全本，才使该书在中国重新流传。元明两代朝鲜数次派遣医官来华切磋医学，并将讨论的内容整理成书（如《朝鲜医学问答》《医学疑问》《高丽质问录》等），成为中朝医学交流的宝贵史料。朝鲜医家编撰的名著《医方类聚》(1445)、《东医宝鉴》(1596)、《东医寿世保元》（1894）中，辑录了众多的中国传统医学资料。

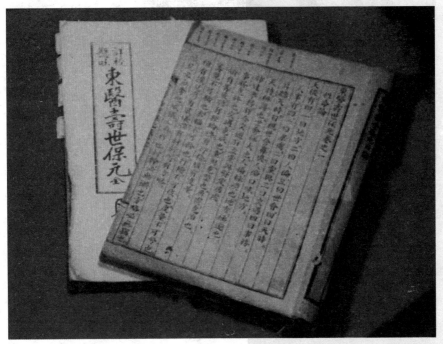

◇《东医寿世保元》书影

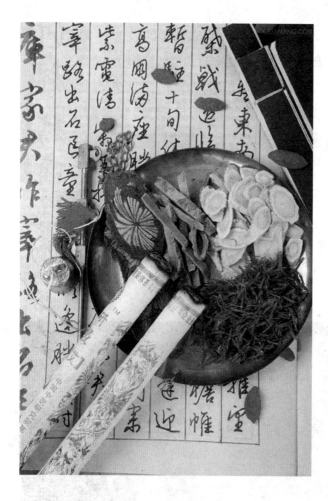

古代中国和越南的药物和医术交流十分频繁。越南的一些医学著作，多采用或参考中医的文献。如清乾隆年间越南名医黎有卓的《海上医宗心领》中，采用了《内经》的理论以及桂枝汤等医方。越南医书（如陈元陶的《菊草遗草》、阮之新的《药草新编》）也曾在中国流传。

中国和印度两国以佛教为桥梁，进行了广泛的文化和医药交流。《隋书·经籍志》中著录的印度医书译本就有12种。印度医僧在中国传扬佛法时，也将印度医术带进中国。现存的晋唐间医书中，还可以见到印度医学"四大"学说的内容，以及耆婆等印度医家的医方、按摩术、养生术等内容。印度医学对汉族医学影响最大的是眼科。

《外台秘要》转载陇上道人的《天竺经论眼》中，明确提到曾得到"西国胡僧"传授。金针拨内障术最初来自印度，给唐代士大夫留下了深刻的印象。藏医学中汲取了印度医学中的三元素、七种物质、三种排泄物以及药物的六味八性十七效等内容。中国的药物（如人参、茯苓、当归、远志、麻黄、细辛等）也传入印度，被印度人称为"神州上药"。

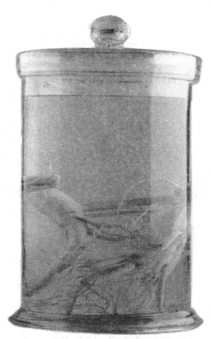

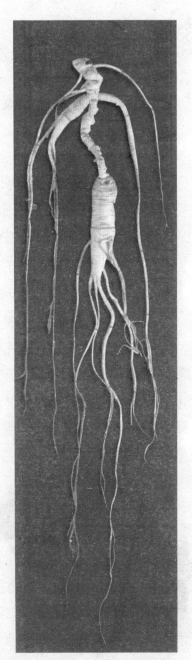

◇人参

3. 今日中医海外发展现状

今日中医海外发展势头良好，主要体现在以下几个方面：

（1）中医药海外合作项目日益增多

中医药海外合作项目的增多首先体现在政府间合作项目方面。目前，中国与世界上70多个国家签订有中医药条款的合作协议，中医药界派出考察访问人员逾一千批次，与四十几个国家和地区及世界卫生组织（WHO）开展了二百多项中医药合作项目。据报道，国家中医药管理局与世界卫生组织在传统医药方面的合作取得了较好的成效。WHO在亚洲设立的15个"世界卫生组织传统医学合作中心"中有13个与中医药有关，其中7个设立在中国。2003年，WHO在其制定的《全球传统医学发展战略》

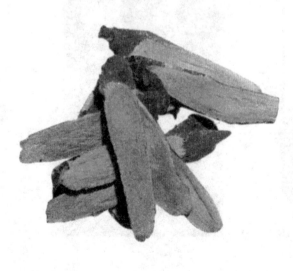

中主要采纳了中国政府提出的建议，明确指出中国的针灸、中药等传统医药正在全球获得广泛重视，在人类保健中发挥着日益重要的作用。

此外，在中外政府间合作协议框架指导下的高等院校和医疗、科研、生产机构间的合作也不断增多，如中医药防治艾滋病（中坦）、合办魁茨汀中医院（中德）、中医药治疗大肠肛门疾病（中日）、中草药防治血液病（中澳）、中医药治疗哮喘（中俄）、中医药防治肿瘤和糖尿病（中意）等，由于得到了双方政府给予的强大支持，这些项目起点高、水平高、运转良好、成效卓著，作为示范项目提高了中医药国际交流与合作的整体水平和层次。目前，中医药国际交流由原来分散、自发的劳务和产品输出模式逐步转变为中医药教育培训、科研与开发和医疗服务合作的综合集成模式，已成为中国对外合作交流的优势项目。一些国际性和区域性中医药学术组织的不断建立，为在世界上传播和推广中医药、规范中医药国际市场、维护中医药从业人员利益发挥了重要作用。

（2）中医海外医疗规模不断扩大

由于世界各国人民对中医的认同度不断提高，今天的中医药正在逐步走向世界，表现在越来越多的国家和患者开始接受中医药。例如滑雪是瑞士人最喜爱的一项运动，而中老年人随着年龄的增长，骨与关节容易出现一些退行性病变，有些患者由于腰腿疼而无法继续滑雪，却很难找到可以长期服用、疗效甚佳而不良反应甚少的西药，一个小小的腰腿疼竟然成了长期困扰人们日常生活、严重影响生活质量的痼疾。在这种情况下，中医药显示出了巨大的临床优势。很多患者经过针灸配合推拿治疗或者针灸配合中草药治疗，腰腿疼得以缓解，重新驰骋在滑雪场上。又如在东南亚等国家和地区，高水平的名中医也常常成为政府首脑和领导人的座上客，因为中医药不仅可以为他们解除病痛，而且可以为他们进行日常保健，使得他们有健壮的体魄和充足的精力履行公务。这些对中医药的需求使得中医在海外的医疗规模不断扩大。据不完全统计，目前分布在世界 130 多个国家的中医医疗（针灸）机构达 5 万多所，针灸师超过 10 万名，注册中医师超过 2 万名，每年约有 30% 的当地人、超过 70% 的华人接受中医药保健治疗。欧洲和美国的针灸师较多，仅德、法、英三国就有约 2 万名，美国超过 1 万名。

（3）海外中医药教育渐趋正规化

近年来，中国中医药院校与世界上许多国家和地区的院校开展形式多样的合作，不仅仅开设了各种短期培训班，而且在越来越多的中医药院校或综合大学开设中医（针灸）专业，共同培养中医药（针灸）人才，向正规的学历教育发展。据报道，在亚洲，日本、韩国建立了政府承认的以中医药为基础的汉方医学和韩医教育的正规高等院校；北京中医药大学与新加坡中医研究院和孔子学院共同在新加坡开办了中医学七年制成人教育中医本科项目。在欧洲，英国政府承认的中医药高校有密德萨斯大学的五年制中医学院和伦敦中医学院；比利时建立了开展中医本科学历教育的李时珍大学；德国有三十多所医学院开设了针灸课；法国政府在公立医科大学开设针灸课程。美国注册的中医学院有七十多所，经教育部审查批准的达三十所。澳大利亚墨尔本皇家理工大学与南京中医药大学合作，开设了中医学系，成为西方国家第一所正式设立中医学系的大学。

（4）中医药海外立法取得突破

2000年，中医药首次在澳大利亚维多利亚省以法律形式得到承认和保护。同年，阿联酋、泰国、南非政府也相继承认中医在其本国的合法性。而在韩国、越南、新加坡等亚洲国家，在使中医合法化的同时，还建立了专门的传统医学管理机构，对中医进行规范化管理。此后，中药也先后在古巴、越南、阿联酋和俄罗斯获准以治疗药品形式注册，这是国际社会首次针对特定的传统医药进行立法管理和药品注册。以上这些进展，说明中医药

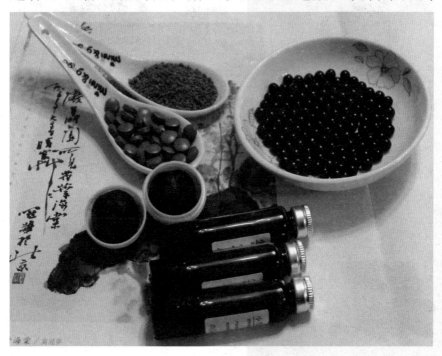

◇中成药

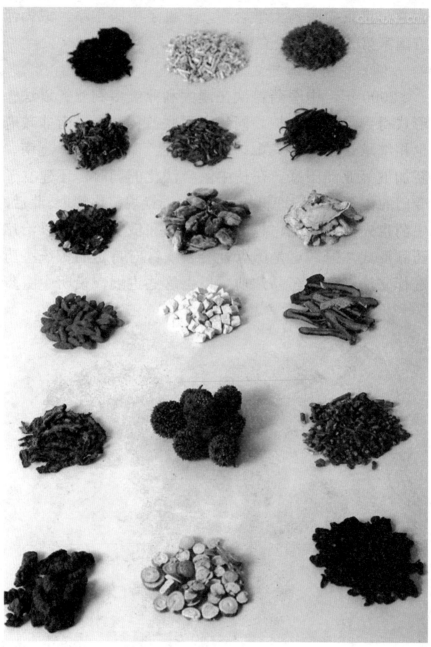

◇中草药

在进入国际医药主流市场方面实现了重要的突破。近年来，随着天然药物国际市场的形成与逐渐扩大，中国中药产品出口总额呈上升趋势。据报道，中国中药产品已出口到五大洲 130 多个国家，出口总额年均增长 12%，出口产品结构和区域也进一步优化。中药出口已不仅仅局限于亚洲及美国市场，近年来在欧洲市场也逐年增加，年均增长率超过 26%，同时还出口至沙特阿拉伯、也门和阿联酋等中东地区以及大多数非洲国家。除出口中药饮片以外，中成药及中药提取物的出口也逐年增加。

尽管如此，在世界上很多国家中药仍然没有合法身份，还是必须以食品或食品补充剂的形式进入其市场，导致中药既不可能标明功能主治，又不可能作为药品进入药店销售，从而大大限制了中药的使用范围和临床效果。有些国家甚至禁止出售中药，患者只有凭医生开的处方才能从境外获取中药，这无疑直接影响着中医诊所的生存与发展。即使在中医药已取得合法身份的一些国家，中药也常常仅被视为西药的替代品，依旧不能与西药享有同等地位。此外，在绝大多数国家和地区，中药尚未进入国家医疗保险体系，这也在很大程度上限制了中药在海外市场的推广。

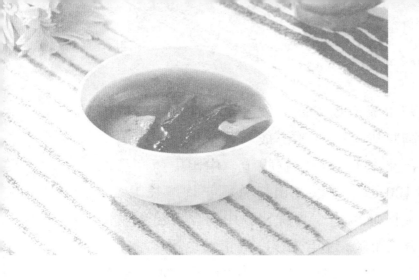

六 千年本草前瞻未来

1. 深入研究中医理论奥秘

有学者认为，在世界科技史上，中医学作为中国传统科学技术的代表和传统文化的结晶，创造了两大奇迹，即历史的奇迹和现实的奇迹：前者是指在西方现代医学的冲击下，世界上其他传统医学大多不再完整存在，中医不但顽强地存活了下来，而且保持着旺盛的生命力；后者是指当今没有任何一门学科像中医学这样为自身如何发展而困惑重重，诸如继承与创新、特色与现代化、中医与西医、中医国际化等问题，而这些问题给科学家留下了许多空间，甚至可以作为诺贝尔奖顶级的谜底有待人们去揭开。

中医理论蕴涵着中国古代的哲学思想，其对生命的理解与认识、对人与自然关系的认识、对正常人体与疾病的认识、对身心关系的认识等，有着丰富的内涵，值得深入挖掘与整理。对于中医理论体系中的藏象学说、体质学说、病因病机学说、经络学说等，至今人们也没有完全看到它们的庐山真面目。认为中医不科学的人常常以

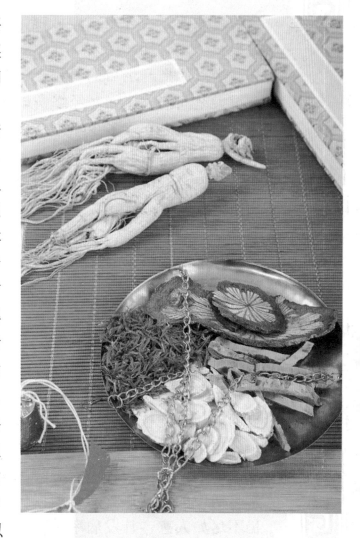

此诟病中医，认为这些理论大多是无稽之谈，是自古以来人们编圆了的一个谎话，只是能够从理论创造者的角度自圆其说而已，却没有人能够用科学实证的方法予以验证。然而，数千年的医疗实践证明了这些医学理论的合理性，证明了它们是客观存在的，只是我们无法用现

今的方法使之百分之百地可视、可感知。因此，在未来的很长一段时期，深入研究中医理论，寻找突破口，并进一步以此揭开生命的奥秘、了解疾病的本质，仍然是有很大空间的。比如，经络实质的研究是中医理论核心内容的研究之一，多少年来众多学者孜孜以求，付出了大量的心血，也取得了一个又一个阶段性的成果，如何在未来使之取得新的实质性的突破仍然是理论研究者的一个艰巨任务。

2. 充分发挥中医临床优势

中医最具生命力的是其临床疗效，这是中医经历数千年岁月得以传世并且继续发扬光大的根本。疗效是硬道理，过去、今天和未来一直都是。因此，未来如何能够充分发挥中医的临床优势，将是一个重要课题。今天，借助现代科学技术和方法，西医学已经如此发达，分科十分精细，研究达到了分子水平，但是仍然有我们无法解决的老问题，同时还受不断出现的新问题的困扰。如常见病中的心脑血管病、糖尿病、恶性肿瘤，至今疗效仍不尽如人意，且发病率居高不下；对艾滋病，虽然发明了鸡尾酒疗法，但仍然难以在临床普及，也不能百分之百地控制病情进展；如2003年的非典型性肺炎（SARS，以下简称"非典"），始于2009年春夏的甲型H1N1型流感，这些新型、突发、大面积流行的传染病，人们在刚刚面对它们时，感到束手无策、一筹莫展，而等到好不容易研制出了疫苗，病毒却可能已经发生了变异，或者大规模流行已然自行停止。在这样的情况下，发挥中医临床优势，深入挖掘中医理论和临床经验中可以借鉴的东西，用好辨证论治这个有利武器，可见奇效。

以 2003 年非典为例，中西医结合防治非典取得了积极成效，世界卫生组织专家作出了中医药防治非典是"安全、具有潜在效益"的评价。据报道，在 5326 例中国内地非典确诊病例中，中医药参与治疗者为 3104 例，占 58.3%。中医药透邪驱邪，扶正固本，疗效令人满意。临床实践证明，中医治疗能有效中止病情的发展。中医还能明显减轻患者症状，例如早期患者的肌肉疼痛和高烧。临床资料还显示，中西医结合治疗能明显减少后遗症。当时的香港公立医院长期使用西医疗法，很少在临床运用中医药，面对非典的肆虐，公立医院正式引入了中西医治疗非典的方案和措施，迈出了具有里程碑意义的一步。据悉，非典疫情之后香港开设了 3 个中医药研究中心，大量中医药制剂进入药店和市民家庭。由于香港是通往世界的窗口，中医药在香港认知度的不断提高，以及当地公立医院逐步运用中医药治疗，不仅对中医学在当地的发展起到推动作用，而且对中医进一步走向世界大有裨益。美国的一位中医药专家也认为："中药在目前的情况下是非常重要的辅助治疗，因为目前还没有一种确切的西药来治疗非典。"美国中医药专业协会会长彭定伦医生则更为强调中医药在非典治疗中的重要性，他认为中药应该起主要治疗作用："由于非典的疾病来源即病原体以及传播方式我们都不很确定，而且目前西医的治疗都是针对一些症状的治疗，治愈多半靠人体自身康复，在这样的情况下，中医在非典治疗过程中可以占据主要地位，当然也需要西医的支持疗法。"

由此可见，未来的世界仍然需要中医。利用中医的临床优势，发挥其简便价廉、起效又快又好的特色，战胜各种认识或不认识的疾病，造福全世界人民，是中医永恒的使命。

3. 开发推广中医养生保健理念与产品

首先我们来解读什么是健康。传统意义上认为没有疾病的状态便是健康，然而世界卫生组织把健康定义为

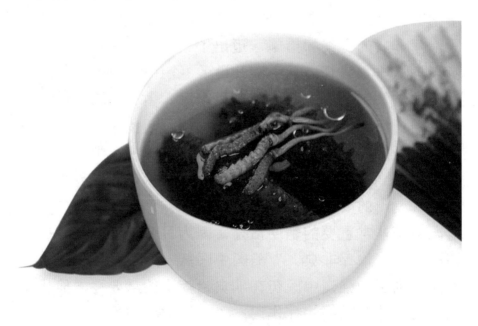

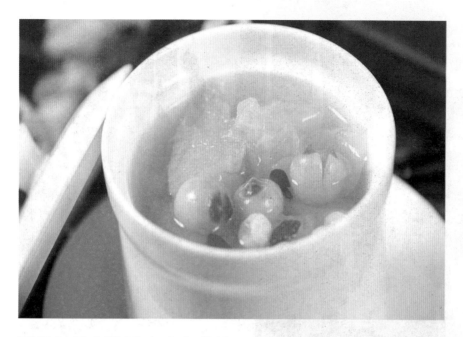

不仅仅是身体无疾病和残缺，而是身体、心理、社会适应都处于一个良好状态。身体健康是指个体生物学上的完整性；心理健康是包括情绪状态、智力水平或个人对良好状态的客观感觉；社会健康是指人与人之间的交往能力和社会环境适应能力。此外，世界卫生组织还把精神也添加到健康定义当中，说明个人的价值观或者信仰也会影响健康。

近年来，为了研究如何使人保持上述的健康状态，产生了健康管理的概念。健康管理一般是指通过为个体和群体提供有针对性的科学健康信息并创造条件、采取行动以改善健康。由此可见，保健越来越受到人们的关注，在未来将有很大的发展空间。而以治疗疾病为主要目的的西医、以疾病后期的恢复和功能锻炼为主要内容的康

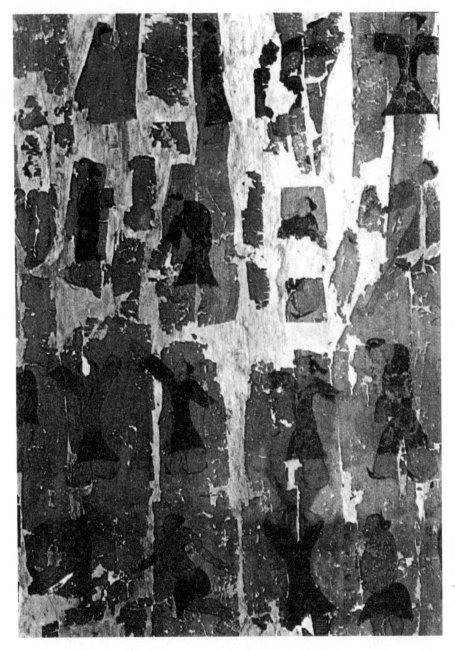

◇导引图（西汉）

复医学、以针对某一种或某几种疾病为手段的预防医学、以竞技体育为主体的体育锻炼都无法真正实现使身体保持健康状态，同时保持心理健康和社会适应良好。国家中医药管理局近期提出了在全国实施"治未病"健康工程，以中医理论和技术特色建立和发展了健康管理的新理念。在《内经》中"治未病"思想的指导下，通过对体质的认识、对脏腑功能的认识，评估确定人处于什么样的健康状态，存在怎样的健康风险，更加注重评估人的整体功能状态。通过"治未病"理论的研究，使对人的健康管理进入未病先防的新阶段，体现了中医的博大精深。因此，未来中医养生保健将大有可为。

养生保健指保养、调养、颐养生命，即以调阴阳、活气血、保精神为原则，运用调神、导引吐纳、四时调摄、食养、药养、节欲、辟谷等多种方法，以期达到健康、长寿的目的。中医养生源自天人合一学说，如《素问·上古天真论》中所载："余闻上古有真人者，提挈天地，把握阴阳，呼吸精气，独立守神，肌肉若一，故能寿蔽天地，无有终时。"虽然现实生活中没有人能真正达到长生不老的境界，但应用中医养生方法包括调神养生、吐纳养生、导引养生、食饵养生、保精养生、环境养生等，确实可以使人保持健康状态。上述养生方法顺应自然，亦遂人愿，且简便易行。起居规律、食饮适宜、锻炼有常，久而久之，使阴阳平衡、气血顺畅，精气神保持在一个适当的水平，则可望延年益寿。目前，气功导引、太极拳、食疗等养生保健方法已经流传至海外，不仅得到了广大

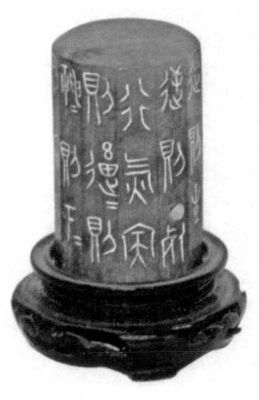

◇刻有《行气铭》的战国玉器

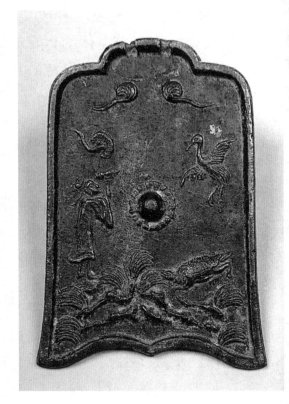

◇气功纹铜镜

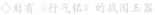

◇行气铭拓印

华人的喜爱，而且在外国朋友中也颇具人气，经常可以看到金发碧眼的"老外"打太极拳，一招一式很是地道，令人啧啧赞叹。也有一些人开始尝试在食谱及其配方中应用阴阳五行学说，根据食物的不同属性，结合气候、地理环境和体质因素烹制食物。而各种中医保健品更是被追捧，不仅仅体现在冬令进补的膏方，而且还包括了一批具有广泛市场潜力的中医药滋补产品。

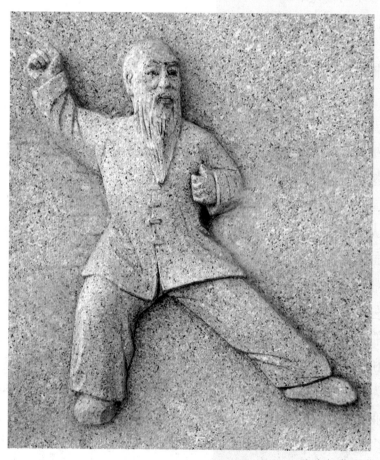

◇太极拳浮雕

在大多数人不再为衣食而忧、基本医疗保障体系不断得以完善的今天,医学的任务已不再仅仅是治病救人,人的需求也不再仅仅是吃饱穿暖,养生保健、延年益寿逐渐成为人们所追求的生活方式和生活目标,中医药也应该与时俱进,将其作为一个重要的发展方向。

4. 促进实现中医药国际化

如何采取有效措施加快中医药的国际化进程,也是未来大有可为之路。如前所述,中医药作为一门传统医学,虽然在全球范围内产生了一定影响,但毕竟非主流医学,真正了解、相信中医药并有所体验者在中国大陆之外的国家和地区还是少数。实现中医药国际化面临的问题还很多,其中有些是很难解决的问题。首先,中医药国际化第一个要解决的问题是"共同语言",要让世界认可并接受中医药,首先要让世界读懂中医药,而我们面临的问题是缺乏共同语言。中国中医药的理论体系很难被西方世界理解并接受,按照西方的标准和程序,中医药的许多固有理论、方药和治疗方法是很难符合西方的行业要求和准入制度的。第二个要解决的问题是法律和保险制度,这是严重制约中医药在国外发展的因素。因为法律的限制,中药无法实现出口,中医师无法取得执业资格;因为保险的限制,中医无法在当地施展医术,大多数保险机构不能为在中医机构就医的患者报销费用。第三个要解决的问题是人才问题,这是影响中医药在国际上形成规模的一个重要因素。目前在海外的中医从业人员中，大多是改革开放以来陆续出国的中医专业人员，也有少数是非专业人员，只经过短期培训后以"正宗中医"的名义出现，而后者中的一部分由于缺乏专业训练和临床经验，一定程度上可能影响了中医的声誉。此外，国外的中医正规培训机构还不多，中医教育还没能够普及，只有极少数的医学院校开设中医课程，因此在当地培养中医药专业人才的机构还远远不能满足对中医药专业人才的需求。

2009 年 5 月举行的世界卫生大会通过了 16 项决议，其中包括《传统医学决议》。尽管在全球关注甲型流感的背景下，这个决议并没有引起人们太多的关注，但其意义仍然重大，因为这是第一个由中国倡导发起并通过的，也是世界卫生组织历史上第一个有关传统医学的专门决议，它表明了中国传统医学在世界传统医学中的引领地位。此次《传统医学决议》的主要内容是围绕实现全球初级卫生保健目标，敦促会员国将传统医学纳入国家卫生系统，全面发展传统医学。相信在不久的将来，在全球中医药从业人员和热心中医药事业人士的共同努力下，中医药作为世界优秀传统医学的代表，会在国际舞台上绽放更加迷人的光彩。

附录一

常用食物的主要性质和功用

类别	品种	性质	功　　用
谷类	稻米	甘平	主益气、止烦止渴、和胃气、长肌肉
	小麦	甘、微寒	除烦止渴、充饥益胃、补虚、强气力、助五脏
	大麦	咸、温、微寒	消渴除热、益气调中、补虚损、壮血脉、实五脏、止泄、消谷食。久食，使人白胖，润肌肤
	玉米	甘、平	调中开胃、益肺宁心、利水
	薏米	甘、微寒	健脾益胃、补肺暖肝、清热燥湿、熄风。治疗筋急拘挛、久风湿痹、水肿、淋病等
	糯米	甘、温、黏滞	温中益气、通涩止泄。小儿、病人少食
豆类	黄大豆	甘、温	宽中下气、利大肠、消水肿、解毒
	黑大豆	甘、平	补脾益肾、利水消肿、祛风清热、调和营卫、善解诸毒
	绿豆	甘、寒	煮食清胆养胃、解暑止渴、消肿下气、利水止泄。生研绞汁服，治丹毒烦热风疹。作枕可明目，治头风、头痛
	赤小豆	甘、酸、平	补心脾、利水消肿、化毒排脓。治热中消渴、泄痢、水肿、热毒痈肿等病
	蚕豆	甘、微辛	健脾快胃、和脏腑
	白扁豆	甘、平	去皮煮食可补肺开胃，下气止呕、清暑生津、祛湿安胎，治带注时痢、解鱼酒药毒。炒熟则温，可健脾止泻
	豌豆	甘、平	煮食和中益气、生津止渴、行气除胀、利水止泄、调和营卫、下乳汁。研末涂痈肿，擦面去皯黯

类别	品种	性质	功　用
蔬菜类	白菜	甘、温	养胃和中、解渴生津、消食下气、止热气嗽、除胸中烦、通利二便
	芸苔	辛、凉	散血消肿、破结通肠。可治痈肿丹毒、乳痈、癥瘕积聚等
	菠菜	甘、苦、凉	利五脏、通肠胃、开胸膈、润燥活血、止渴
	水芹	甘、平	益气活血、清热凉血、利大小肠、治烦渴
	旱芹	甘、寒	久食可除心下烦热，治寒热鼠瘘、瘰疬生疮、结核聚气，解痈毒、下瘀血
	黄瓜	甘、寒	清热解渴、利水道
	苦瓜	甘、寒	清热、明目、清心、解暑。熟则味甘性平，可养血滋肝、润脾补肾
	冬瓜	甘、微寒	清热利水、养胃生津、除烦涤秽、消痈解毒、利大小肠
	西红柿	甘、酸、微寒	生津止渴、健胃清食，可治口渴、食欲不振
	茄子	甘、凉	活血止痛、消痈杀虫、消肿宽肠
	萝卜	辛、甘、凉	润肺化痰、祛风涤热。治肺痿吐衄、咳嗽失音、二便不通、咽喉诸病。熟者甘温，下气和中、补脾运食，生津液、肥健人、安胎养血，诸病皆宜
	胡萝卜	辛、甘、温	下气、宽肠
	藕	甘、寒	生用清热凉血、散瘀解毒，治热病烦渴、吐血、衄血、热淋。熟用健脾开胃、益血生肌、止泻
	山药	甘、平	煮食补脾肾、调二便、强筋骨、丰肌体、清虚热，捣烂涂诸毒肿
	番薯	甘、平	煮食补脾胃、益气力、御风寒、益颜色、通便秘

类别	品种	性质	功　　用
蔬菜类	香菇	甘、平	开胃、治溲浊不禁
	蘑菇	甘、寒	益肠胃、化痰理气
	海带	咸、甘、凉	软坚散结、行水化湿。可治痰饮、带浊、疝瘕、水肿、瘿瘤、瘰疬等病
	紫菜	甘、凉	和血养心、清烦涤热，治不寐、利咽喉、除脚气、瘿瘤、时行泻痢，醒酒开胃
	韭菜	微酸、温、涩	暖胃补肾、下气调营，治腹中冷痛、肾阳不足之遗精、阳痿、腰痛，及诸虫伤等多种病症
	葱	辛、甘、平	利肺通阳、散痈肿、祛风达表、安胎止痛、通乳和营。治霍乱转筋、风寒感冒等病证，还可调二便、杀诸虫、解毒
	蒜	辛、热	除寒湿、辟阴邪、下气暖中、消谷化肉、破恶血、攻冷积、辟秽解毒、消痞杀虫。外灸痈疽、行水止衄，制腥臊鳞疥诸毒
水果类	梨	甘、微酸、寒	润肺、清胃、凉心、涤热熄风、化痰止咳、养阴濡燥、散结通肠、消痈疽、止烦渴
	苹果	甘、凉	生津开胃、润肺止渴、除烦解暑、醒酒
	乌梅	酸、温、涩	收敛生津、安蛔驱虫，治久咳、久痢、久泻、虚热烦渴、便血、尿血、蛔厥腹痛
	杏	甘、酸、温	润肺生津，杏仁主咳逆上气、喉痹、下气、除肺热、润肠通便
	桃	辛、酸、甘、热	多食令人有热，熟透食之补心活血、解渴充饥、益颜色，桃红重在活血化瘀
	李	苦、酸、微温	熟透食之，清肝涤热、活血生津。核仁苦平，可活血化瘀、行气利水、驻颜美容
	石榴	甘、酸、温、涩	润燥、生津、解渴、醒酒、固涩，治久泻、久痢、带下、崩漏等

类别	品种	性质	功 用
水果类	葡萄	甘、平、涩	益气力、除温痹、行气利水、除烦止渴
	橘	甘、酸、温	润肺、止渴、开胃、除肠腹气滞。多食生痰聚饮，橘皮化痰行气之佳品
	枇杷	甘、酸、平	润肺、涤热生津、止渴下气、润五脏
	山楂	酸、甘、温	醒脾气、消肉食、破瘀血、散结消胀、解酒、化痰、除疳积、疗泻痢
	杨梅	甘、酸、温	醒酒、止渴、活血、消痰、涤肠胃、除烦溃恶气
	桑葚	甘、平	滋肝肾、充血液、止消渴、利关节、解酒毒、祛风湿、聪耳明目、安魂镇魄
	荔枝	甘、平	止渴生津、通神益智、滋心营、养肝血、益人颜色
	龙眼	甘、平	补心气、安神定志、益脾阴、滋营充液，为果中神品
	西瓜	甘、凉	清肺胃、解暑热、除烦止渴、醒酒凉营，疗咽喉肿毒、口疮
干果类	落花生	甘、平	润肺、解毒、化痰、养胃调气、耐饥
	芝麻	甘、平	补五脏、填髓脑、长肌肉、充胃津、明目、熄风、解毒、润肠通便
	芡实	甘、平	行气、益肾、固精、耐饥渴，治二便不禁、腰膝酸软，止崩淋、带浊
	大枣	甘、温	补脾养胃、滋营充液、润肺安神、食之耐饥。鲜者甘凉，可利肠胃。多食生湿热
	胡桃肉	甘、温	润肺、益肾、利肠通便、化虚痰、止虚痛、健腰腿、通血脉、疗劳喘、补产虚、泽肌肤
	槟榔	苦、温、涩	下气消痰、辟瘴杀虫、醒酒、消食、除胀泻满、宣滞破积、定痛和中、通肠逐水

类别	品种	性质	功　　用
畜产类	猪肉	甘、平	补肾液、充胃汁、滋肝阴、润肌肤、利二便、止消渴、起尪羸。多食助湿热、酿痰饮
	牛肉	甘、平	益气血、强筋骨、补脾胃
	羊肉	甘、平	暖中、补气、滋营、御风寒、生肌健力
	狗肉	甘、温	安五脏、益阳道、补血脉、厚肠胃、填精髓
禽类	鸡肉	甘、温	补虚、暖胃、强筋骨、活血调经、止崩带，治娩后虚羸
	鸡蛋	甘、平	补血、安胎、镇心、清热、开瘖止渴、润燥、除烦、解毒、熄风止逆
	鸭肉	甘、凉	滋五脏之阴、清虚劳之热、补血行水、益胃生津、止嗽、定惊
	鸭蛋	甘、寒	腌透煮食，可愈泻痢、疗心腹胸膈热
	鹅肉	甘、平	补虚益气、暖胃生津
	鹅蛋	甘、温	补中益气
	鸡血	咸平	外涂可定惊安神，治疮癣、中恶腹痛及乳汁少等。鸡冠血可治口眼㖞斜、解蜈蚣蜘蛛毒
	鸭血	咸冷	解毒、治猝死
	鹅血	咸平	解毒为主
水产类	鲤鱼	甘、温	下气行水、通乳、安胎、利小便、涤饮、止咳嗽
	鲫鱼	甘、平	开胃调中、生津、消食、和营、清热熄风、杀虫解毒、散肿疗疮。肠风、痔瘘、下血宜食之
	鲢鱼	甘、温	暖胃、补气、泽肤、利肺行水
	带鱼	甘、温	养肝补血、和中暖胃、泽肤

类别	品种	性质	功　用
水产类	海参	咸、温	滋肾壮阳、补血润燥、调经养胎、利产。凡产后、利后、衰老、体弱，均宜食之
	虾	甘、温	通督壮阳、吐风痰、下乳汁、补胃气、敷丹毒
	海蜇	咸、平	清热化痰、软坚散结、解毒止痛
	蟹	咸、寒	清热活血、滋阴填髓、利肢节、续绝伤、养筋通络
调味品	红糖	甘、温	益气暖中、散寒活血
	白糖	甘、平	润肺生津、补益中气
	醋	酸、温	开胃、消食、下气、养肝、强筋、醒酒、解毒
	酱	咸、寒	解热除烦、解毒
	食盐	咸、凉	补肾、坚肌骨、润燥祛风、清热渗湿、明目、杀虫、解毒
	食用油	甘、辛、温	润燥、充液、解毒、杀虫、消诸疮肿
饮料类	酒	甘、辛、苦、温、有毒	少量可散寒活血、舒筋止痛，过量则有害于身体
	蜂蜜	甘、平	润肺止咳、暖中止痛
	茶叶	微苦、微甘、凉	清心神、凉肝胆、肃肺胃、醒睡除烦、涤热消痰、明目、解渴
	井水	甘、寒	清热解毒、利水止血
	泉水	甘、平	和胃止呕、润肌肤

附录二

历代主要医家表

朝代	姓名	生活年代	籍贯	主要业绩
上古	雷公	上古		相传为黄帝之臣，精于针灸。《内经》中多篇采用黄帝与雷公讨论医学的形式写成
	神农	上古		传说中国农业与医药的发明者
	岐黄（黄帝和岐伯的合称）	上古		现存中医理论奠基之作《黄帝内经》，即系托名黄帝与其大臣（岐伯、伯高、少师、少俞、雷公等）讨论医学的作品。后世亦多称医学为岐黄家言、医术为岐黄之术，并进而将岐黄作为中医的代称
商	伊尹	前16世纪		传说汤液创始人
春秋	医缓	前5世纪	秦国	能诊断病在膏肓之间，"病入膏肓"成语源于此
	医和	前5世纪	秦国	提出六气致病，非鬼神致病
战国	扁鹊	战国	渤海郡鄚（今河北任丘）	中医早期脉诊的倡导者
西汉	淳于意	前2世纪	齐临淄（今山东淄博）	中医早期临床学家，中医医案创始人

朝代	姓名	生活年代	籍贯	主要业绩
东汉	董奉	2～3世纪	侯官（今福建闽侯）	汉末神医
	壶翁	2～3世纪		悬壶卖药人（悬壶典故出于此）
	张仲景	公元2～3世纪	南阳郡涅阳（今河南南阳）	撰《伤寒杂病论》
	华佗	145？～约208	沛国谯（今安徽亳县）	临床医学家。以擅长施用全身麻醉的"麻沸散"、进行外科手术和设计体育医疗的五禽戏而著称于世
魏晋	皇甫谧	215～282	安定朝那（今甘肃平凉西北）	对中国针灸学术的发展有很大贡献。著《针灸甲乙经》
东晋	葛洪	284～364	丹阳句容（今江苏句容）	医药学家。撰《肘后方》（原名《肘后救卒方》，又称《肘后备急方》）
南朝齐梁时	陶弘景	456～536	丹阳秣陵（今江苏南京）	医药学家。著《本草经集注》《补阙肘后百一方》（又称《肘后百一方》）、《养性延命录》《陶氏效验方》《太清草木集要》《太清诸丹集要》《炼化杂术》《合丹节度》《药总诀》《服饵方》等

朝代	姓名	生活年代	籍贯	主要业绩
唐	孙思邈	约 581 ~ 682	京兆华原（今陕西耀县）	中医医德规范制定人。明代以后被尊为药王。编著《千金要方》和《千金翼方》
	苏敬	599 ~ 674		《新修本草》的主持编纂者
	孟诜	621 ~ 713	汝州梁县（今河南临汝）	《食疗本草》的编纂者
	韦慈藏	644 ~ 741?	京兆（今西安）	官医，民间传说"药王"的原型
	王焘	约 670 ~ 755	岐州郿县（今陕西眉县）	《外台秘要》的纂辑者
	陈藏器	约 683 ~ 757	明州净县（今浙江宁波）	《本草拾遗》的撰写者
	鉴真	688 ~ 763	扬州	唐代高僧，东渡日本弘扬佛法，并传播中医
	王冰	8 世纪		注疏《黄帝内经素问》，补入运气七大论
	蔺道人	约 790 ~ 850	长安（今西安）	骨伤科医家，著《理伤续断秘方》
	昝殷	约 797 ~ 860	蜀（今四川）	妇科专家，著中国第一部妇科专著《经效产宝》

朝代	姓名	生活年代	籍贯	主要业绩
北宋	王惟一	约987～1067		编《铜人腧穴针灸图经》，主持铸造针灸铜人
	掌禹锡	990～1066	许州郾城（今河南）	主持修撰《嘉祐本草》
	沈括	1031～1095	杭州	科学家，著《苏沈良方》，另《梦溪笔谈》中有"药议"等医学内容
	庞安时	11世纪	蕲州蕲水（今湖北浠水）	伤寒学家，著《伤寒总病论》
	朱肱	11～12世纪间	湖州	伤寒学家，著《伤寒百问歌》（一名《南阳活人书》）
金	成无己	约1066～1156	博州聊城（今山东聊城）	著《伤寒明理论》《注解伤寒论》等
	刘完素	1120～1200	河北河间	寒凉派的创始人，温病学的奠基人之一。著《素问要旨论》《宣明论方》《三消论》《伤寒标本心法类萃》等
	张从正	约1156～1228	睢州考城（今河南兰考）	攻下派倡导人。著《儒门事亲》
	李东垣（李杲）	1180～1251	真定（今河北正定）	脾胃学说的创始人。著《脾胃论》3卷（1249）、《内外伤辨惑论》3卷（1231）、《兰宝秘藏》3卷（1251）、《伤寒会要》《用药法象》《东垣试效方》等

朝代	姓名	生活年代	籍贯	主要业绩
南宋	许叔微	1079～1154	真州（今江苏仪征）	著《普济本事方》《伤寒发微论》《伤寒百证歌》等
	陈言	12世纪	处州青田（今属浙江）	首次撰写病因专著《三因方》
	陈自明	约1190～1270	抚州临川（今属江西）	妇产科及外科学家，著《妇人良方大全》《外科精要》
	宋慈	1186～1249	建宁府建阳（今属福建）	法医学家，著《洗冤集录》
元	张元素	12世纪	易州（今河北易县）	易水学派创始人，著《医学启源》《珍珠囊》等，李东垣等传其学
	齐德之	13～14世纪间		外科学家，著《外科精义》
	危亦林	13～14世纪间	江西南丰	著《世医得效方》
	忽思慧	13～14世纪间	蒙古族	太医，著《饮膳正要》
	朱丹溪（朱震亨）	1282～1358	婺州义乌（今浙江义乌）	著《格致余论》（1347）、《局方发挥》（1347）、《本草衍义补遗》《金匮钩玄》3卷（1358）。其门人整理编纂《丹溪心法》
	倪维德	约1303～1377	开封	眼科学家，著《原机启微》

朝代	姓名	生活年代	籍贯	主要业绩
元	滑寿	约1304～1386	河南襄城	精于医经及针灸学，著《难经本义》《十四经发挥》等
	王履	1332～？	江浙昆山（今江苏）	著《医经溯洄集》，为温病学先驱人物
明	汪机	1463～1539	安徽祁门	著《石山医案》《本草会编》《外科理例》《医学原理》等
	薛己	1487～1559	江苏吴县	著《外科枢要》《内科摘要》《女科撮要》《疠疡机要》《正体类要》《口齿类要》等
	方有执	1523～？	徽州歙县	伤寒学家，著《伤寒论条辨》
	徐春甫	16世纪	安徽祁门	太医院官，编有《古今医统大全》100卷
	沈之问	16世纪		著麻风专著《解围元薮》
	高武	16世纪	浙江鄞县	针灸学家，著《针灸聚英》
	李时珍	约1518～1593	蕲州（今湖北蕲春）瓦硝坝	医药学家、博物学家。著《本草纲目》《濒湖脉学》《奇经八脉考》
	缪希雍	约1546～1627	江苏常熟	著《本草疏经》《先醒斋广笔记》等
	王肯堂	1549～1613	江苏金坛	编《证治准绳》44卷，具有医学全书性质
	陈实功	1555～1636	江苏南通	外科学家，著《外科正宗》

朝代	姓名	生活年代	籍贯	主要业绩
明	赵献可	16～17世纪	浙江鄞县	精通易理与医学，著《医贯》《邯郸遗稿》，倡命门水火之说
	吴有性	17世纪	江苏吴县	温病学家，著《瘟疫论》
	张景岳（张介宾）	1563～1640	四川绵竹	著《类经》32卷（1624）、《类经图翼》11卷和《类经附翼》4卷，晚年著《景岳全书》64卷及《质疑录》
	李中梓	约1588～1655	上海	著《内经知要》《医宗必读》《诊家正眼》《本草通玄》等
清	喻昌	1585～1664	江西新建	著《寓意草》《尚论篇》《医门法律》
	汪昂	1615～？	安徽休宁	编有《本草备要》《医方集解》《汤头歌诀》等
	张璐	1617～1699	江苏长洲（今吴县）	清初名医，著《张氏医通》《本经逢原》及多种伤寒方面的著作
	尤怡	？～1749	江苏长洲（今吴县）	伤寒学家，著《伤寒贯珠集》等
	叶天士	1667～1746	江苏吴县	温病学家，温病学派代表人物
	薛雪	1681～1770	江苏吴县	温病学家，撰《湿热病篇》
	徐大椿	1693～1771	江苏吴江	著《医学源流论》《难经经释》《神农本草经百种录》《兰台轨范》等
	柯琴	17～18世纪	浙江慈溪	伤寒学家，著《伤寒来苏集》

朝代	姓名	生活年代	籍贯	主要业绩
清	赵学敏	约 1719～1805	浙江钱塘	著《本草纲目拾遗》《串雅内外编》
	陈念祖	1753～1832	福建长乐	著《医学实在易》《医学三字经》《时方妙用》《医学从众录》等
	吴鞠通	1758～1836	江苏淮阴	温病学家，温病学派代表人物之一。著《温病条辨》
	王清任	1768～1831	直隶玉田（今河北玉田）	具有革新精神的医家，著《医林改错》
	吴师机	1806～1886	浙江钱塘	倡用外治法治疗疾病，著《理瀹骈文》
	王士雄	1808～1868	浙江海宁	清代温病学四大家之一，著《温热经纬》《霍乱论》《随息居饮食谱》等
	唐宗海	1847～1897	四川彭县	著《中西汇通医书五种》
	张锡纯	1860～1933	河北盐山	中西医汇通派代表人物之一
近现代	丁泽周	1865～1926	江苏武进	中医教育家，1915年创办上海中医专门学校
	恽铁樵	1878～1935	江苏武进	中医教育家、中西医汇通代表人物，著《群经见智录》等医书20余种
	谢观	1880～1950	江苏武进	中医，著《中国医学源流论》《中国医学大辞典》
	施今墨	1881～1969	浙江萧山	中医教育家，创办华北国医学院，提倡中西医结合
	赵遹黄	1883～1960	江苏武进	药学家、中华药学会的创始人之一，著《现代本草生药学》《祁州药志》《本草药品实地之观察》等

朝代	姓名	生活年代	籍贯	主要业绩
近现代	蒲辅周	1888～1975	四川梓潼	中医临床学家，有《蒲辅周医疗经验》《蒲辅周医案》等
	承淡安	1899～1957	江苏江阴	针灸临床医家及教育学家，著《中国针灸学讲义》等
	陆彭年	1894～1955	上海川沙	中医教育家，著《伤寒论今释》《金匮要略今释》等
	陈邦贤	1899～1976	江苏镇江	医学史家，《中国医学史》的作者及医学史学科的奠基人之一
	岳美中	1900～1982	河北滦县	中医临床及教育学家，著《岳美中医案集》《岳美中论医集》等
	秦伯未	1901～1969	上海	中医教育家，创办中国医学院。著《中医入门》《谦斋医学讲稿》《临证备要》《内经知要浅释》等
	章成之	1903～1959	江苏镇江	中医教育学家，著《章次公医案》《药物学》等
	任应秋	1914～1984	四川江津	中医教育家、理论家，著《内经十讲》《五运六气》《中医各家学说》等

附录三

历代重要中医著作表

书名	成书年代	作者	主要内容
黄帝内经（内经）	一说战国，一说秦汉间，一说西汉初期或中期	非一人所作	中医学奠基之作，现存最早的中医理论经典著作。由《素问》与《灵枢》（各9卷）组成。
难经（黄帝八十一难经）	约成书于东汉以前，一说在秦汉之际	隋以前托名黄帝撰，唐以后则多题为扁鹊（秦越人）撰，实际上作者不明	早期中医理论著作。该书采用"问难"的形式，设81问，以解疑释难，故名《难经》。主要内容为难论脉诊、难论经络、难论脏腑、难论病证、难论腧穴、难论针法。
神农本草经（神农本草、本草经）	成书年代有先秦、两汉、六朝诸说	撰者托名神农。	现存最早的中药经典著作。载药365种。总论归纳13条药学理论原则，将药物分3类，上品为君，无毒，主养命，可久服；中品为臣，主养性，无毒或有毒，多为补养兼有攻治疾病之效；下品为佐使，多有毒，不可久服，多为除寒热、破积聚的药物，主治病。又论述药物"君臣佐使"的配伍原则、七情四气五味、采收、调剂、用法等。
伤寒论	东汉	张仲景	以论述伤寒热病为主的奠基性中医临床经典著作。全书以辨六经病脉证和治疗为主体内容。记述了113方，内容以六经辨证为纲，方剂辨证为法。

书名	成书年代	作者	主要内容
金匮要略（金匮要略方论）	东汉	张仲景	以论述内科杂病为主的奠基性中医临床经典著作，共25篇，阐述内科等病证数十种，治疗方剂262首（包括附方），其特点是将方剂列于病证之下，使学者在仓促之际易于检用；又选取魏晋迄北宋初一些名医、名著中散在之效方，附于有关病篇之后。
脉经	魏晋（公元3世）	王叔和	中国现存最早的一部系统论述脉学的专著。选录《内经》《难经》《伤寒论》《金匮要略》及扁鹊、华佗等有关论说，阐析脉理、脉法，结合临床实际，首次系统归纳24种脉象，对每一脉象的性状及其主病都有明确叙述。为以后脉学的发展奠定了基础。
针灸甲乙经	魏晋（259年）	皇甫谧	中国现存最早、内容较完整的针灸学著作。主要讨论有关针灸的医学理论及治病之法。全书系将《素问》《针经》（即《灵枢》古名）和《明堂孔穴针灸治要》三书分类合编而成，主要论述脏腑经络、诊法、腧穴部位、针灸方法及禁忌、各类疾病的病因病理及症候、针灸治疗取穴等。

书名	成书年代	作者	主要内容
诸病源候论（巢氏诸病源候总论）	隋（610年）	巢元方等，或题吴景（景贤）	中国最早的以论述内科疾病为主兼及各科疾病病因和证候的医学著作。总结了隋以前的临床经验，内容十分丰富。共分67门，1729条（候），每候一证，主要论述各种疾病的病因、病机和证候，不载治疗方药，多附导引方法。
千金要方（备急千金要方、千金方）	唐（652年）	孙思邈	综合性临床医著。第一卷为总论，内容包括医德、本草、制药等；再后则以临床各科辨证施治为主，有妇科、儿科、五官科、内科、外科等；另有解毒急救卷，食治养生卷，脉学卷及针灸卷。共计233门，方论5300首。
千金翼方	唐（682年）	孙思邈（有争议）	书名取羽翼《千金要方》之意。药物部分总论采药时节、药名、药出州土、用药处方，分论玉石、草、木、人兽等800余种药物的性味、主治、功效、异名、产地、采集时间等；有临床各科的方药证治，及养生防病内容等，另有诊法（色脉）卷、针灸卷和禁经卷。
新修本草（唐本草）	唐（657～659）	苏敬等	世界第一部由政府组织编修的中药学著作。收药850种，在广泛实地调查基础上撰成，附有彩色图谱。

书名	成书年代	作者	主要内容
外台秘要（外台秘要方）	唐（752）	王焘	由文献辑录而成的综合性医书。论述临床内、外、妇、儿、五官各科证治，兼论天行瘟病、急救之法及明堂灸法。全书分1104门，均先论后方，收载医方6000余首。
证类本草（经史证类备急本草）	北宋（约1082年）	唐慎微	北宋时期集药物学大成之著。收药1748种。许多已散失的医方赖其得以留存。"序例"部分收载前代重要本草的序文和总论部分，各论部分将药物分为玉石、草、木等十部，每部又分上、中、下三品，全书附药图933幅。
和剂局方	宋		宋代官修方书。此书包括名方很多，诸如至宝丹、牛黄清心丸、苏合香丸、藿香正气散、妇科逍遥散、失笑散、胶艾汤、儿科肥儿丸、小抱龙丸等，自北宋末至元代的200年中，民众应用很广。
小儿药证直诀（小儿药证真诀、钱氏小儿药证直诀）	宋（约1114）	作者钱乙，经门人阎孝忠整理	中医儿科的奠基之作。全面论述了小儿的生理病理特点及临床证治，其脏腑辨证及所创新方对后世影响很大。

书名	成书年代	作者	主要内容
妇人良方大全（妇人大全良方）	宋（1237）	陈自明	中国现存最早、具有系统性的妇产科专著。原书分为八门，其顺序为调经、众疾、求嗣、胎教、妊娠、坐月、产难、产后。每门分列若干篇论，总计约266论，论后介绍方药主治（共1118方）。
洗冤集录（宋提刑洗冤集）	宋（1247）	宋慈	中国现存最早的法医学著作，也是世界较早的法医学著作。书中比较系统地总结了法医学尸体检验、现场勘察、鉴定死亡原因、急救措施以及法医有关解剖、生理、病理、正骨及外科手术方面的成就，多数方法符合现代科学原理。
名医类案	明（1549）	江瓘	中国最早的按病证汇编的中医医案著作。搜集医案5000余例，约33万言，按内、妇、儿、外、五官科顺序分为205门证候，以证名为目，便于检索。所载病案多有姓名、性别、年龄、证候、诊断、方药等项，资料较为完整。
本草纲目	明（1578）	李时珍	中国古代药学史上部头最大、内容最丰富的药学巨著。收药达1892种，方剂万余首，约190万字。

书名	成书年代	作者	主要内容
针灸大成	明（1601）	杨继洲	针灸学集大成之名著。此书广泛辑录前人与针灸有关的论述，考证了穴位、经络，详细介绍了临床辨证取穴，附有个人针灸医案，又载录了陈氏《小儿按摩经》，成为明以后针灸学的重要文献。
外科大成	清（1665）	祁坤	中医外科著作。卷一总论痈疽等病证的诊断、治法及常用方药，卷二、三分论人体各部位各种外科疾病的证治与验案，卷四为不分部位的大毒、小疵及小儿疮毒证治，书末附炼取诸药法。此书在外科辨证和治法方面详尽全面，对后世影响较大。
医宗金鉴	清 （1739～1742）	吴谦、刘裕铎等	清代乾隆四年至七年（1739～1742）由政府组织编纂的大型医学丛书，为同类书籍中最为完备、简明、实用者。
中国医学大辞典	1921	谢观	中医工具书。7万余条目，300余万字。